やさい麹は
体の調子を整える
食べるくすり
です。

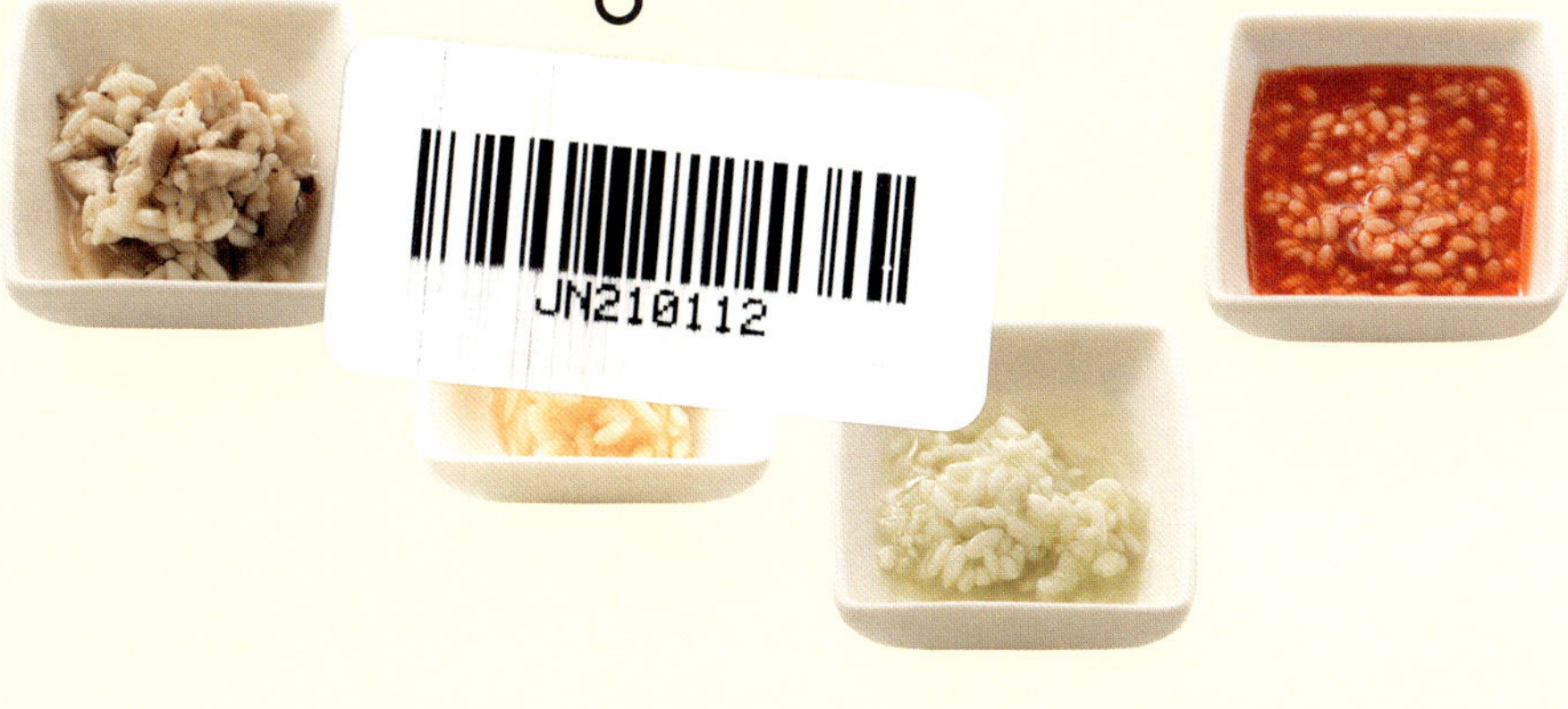

年を重ねるにつれて

- ●なんとなく調子が悪い
- ●どうも胃腸の具合がよくない
- ●顔や手足がむくみやすくなった
- ●頭痛やめまいがある
- ●疲れやすくなった

など、心当たりはありませんか?

その理由は、

酵素不足にあるかもしれません。

酵素は、私たちの
消化・吸収・代謝
にかかわる大切な要素。
酵素が不足すると
これらの機能がうまく回らなくなります。

胃痛や胃もたれ、便秘や下痢など
胃や腸に悪影響を及ぼし、
体の**栄養吸収力**を下げてしまいます。

さらに加齢とともに、
善玉菌が減り、腸内環境が悪化、
噛む力が弱くなり、だ液が減少、
胃液も少なくなるので、
消化不良になりがちになります。

結果、体の栄養吸収力がどんどん落ちていき、
食べているのに体に栄養が行きわたっていない
隠れ栄養失調におちいってしまうのです。
そして、さまざまな不調の原因になります。

加齢にともなって…

1 噛む力が弱くなる

咀嚼《そしゃく》により食べ物とだ液を混ぜ合わせて炭水化物を消化するのですが、噛む力が弱くなると、だ液の分泌量が減少、消化不良を招きます。

2 胃液が減少する

胃液には胃酸やたんぱく質分解酵素が含まれるのですが、胃液の分泌量が少なくなると、たんぱく質の消化が進まず、消化不良になります。

3 腸内環境が悪化する

腸内に生息する善玉菌が減少し、腸内環境が悪化するので、腸から栄養が吸収されにくくなります。

4 酵素不足

消化、吸収、代謝などにかかわる酵素が年齢とともに減ってしまうため、これらの機能が低下します。

▼

ちゃんと栄養吸収できなくなる!

▼

隠れ栄養失調に

▼

あらゆる不調の原因に!

体の栄養吸収力をアップするには、次の３つの方法が有効です。

① 体に吸収されやすい形で栄養を摂取する

あらかじめ消化分解が進み、体に吸収されやすくなった形で食べ物を摂取すると、体の負担は少なくなり、栄養の吸収が高まります。

② 酵素を摂取する

食べ物から酵素をとると、消化吸収が促進され、胃腸の負担が軽くなります。疲れも軽くなり、体の調子もよくなります。

③ 腸内環境を改善する

善玉菌や食物繊維をとることで腸内環境を整えると、腸からの栄養吸収率がアップします。

この3つすべてをかなえるのが「やさい麹」です！

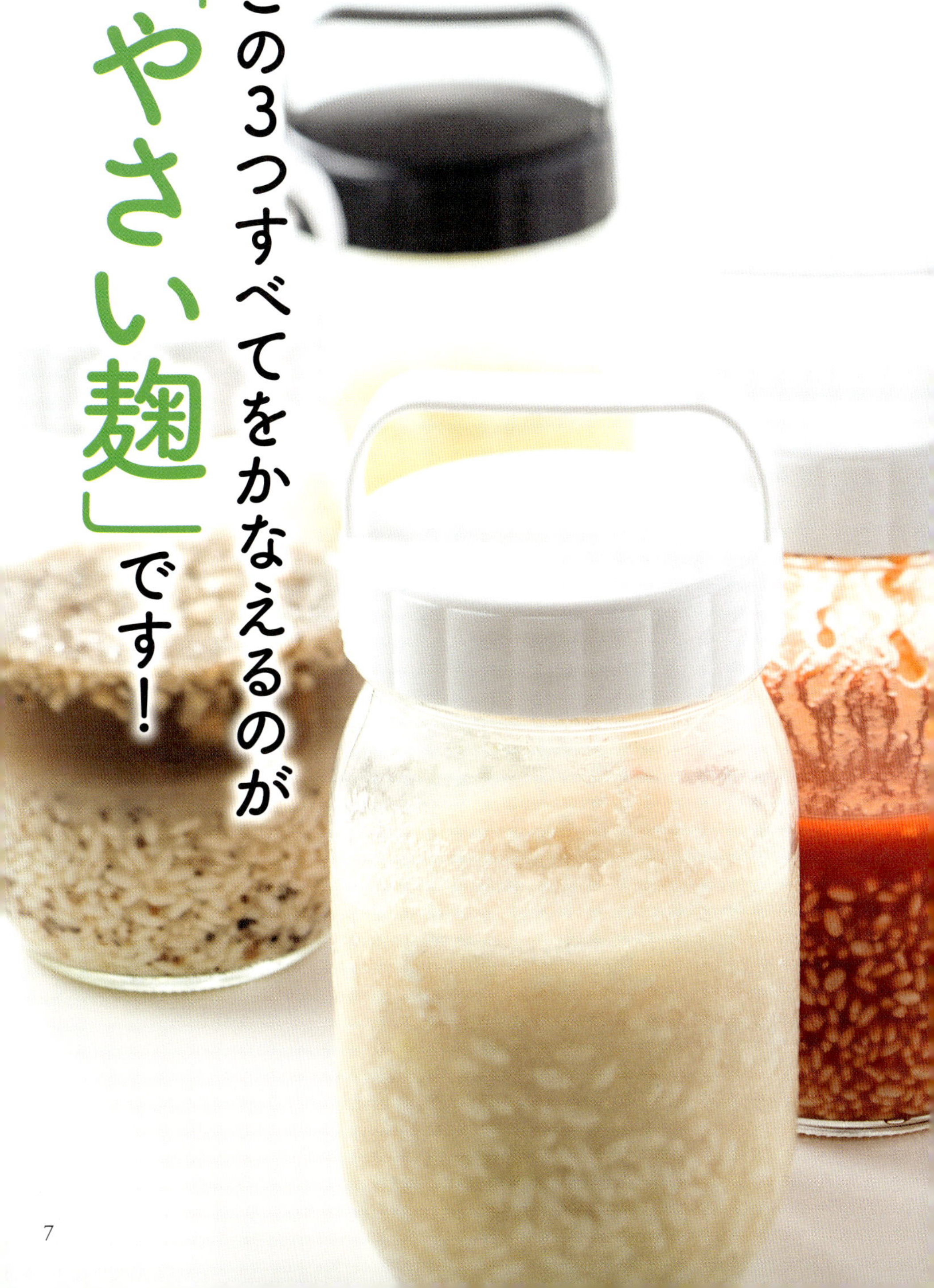

「やさい麹」は、体にやさしい「最強の食べるくすり」なのです！

「やさい麹」には、現代人に不足しがちな酵素や栄養素など、健康維持に大切な成分がぎゅっと詰まっています。体の調子を内側から整えていきます。

酵素

＋

善玉菌

＋

ビタミン

＋

ミネラル

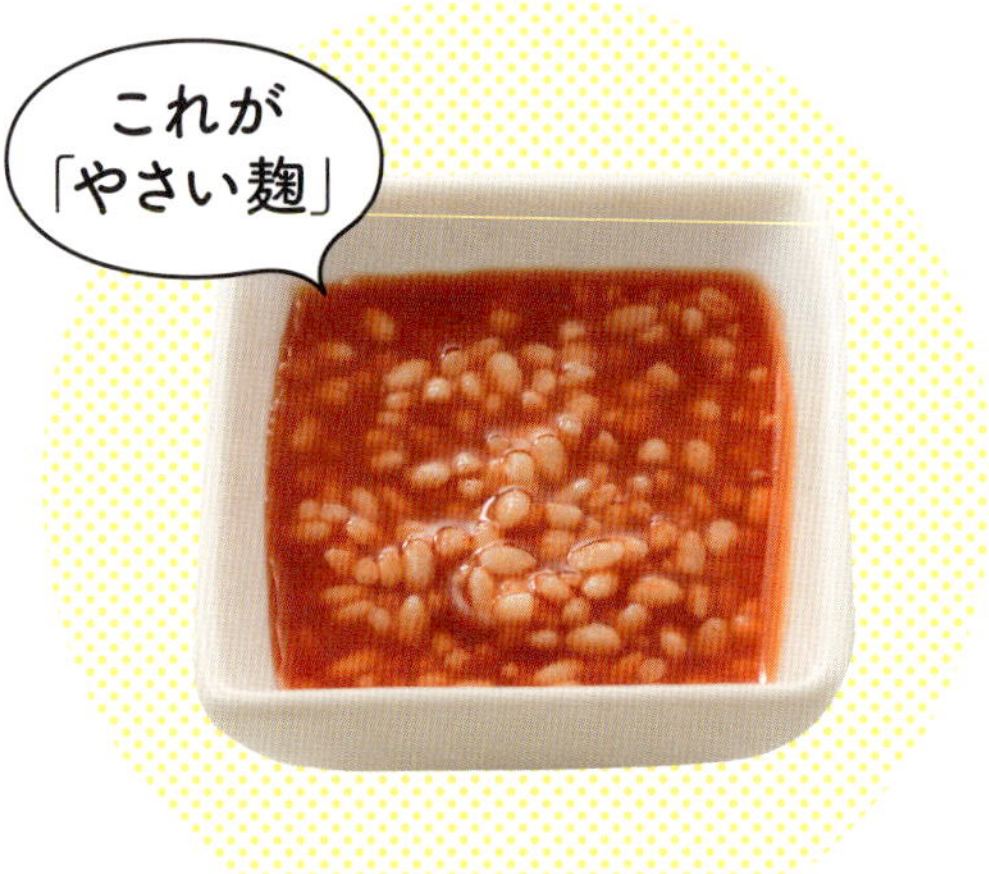

ひと晩で作れて作り置きできる！

かけたり、
つけたり、
あえたり、
料理に使ったり…

健康効果をプラス！
しかもおいしくなる！

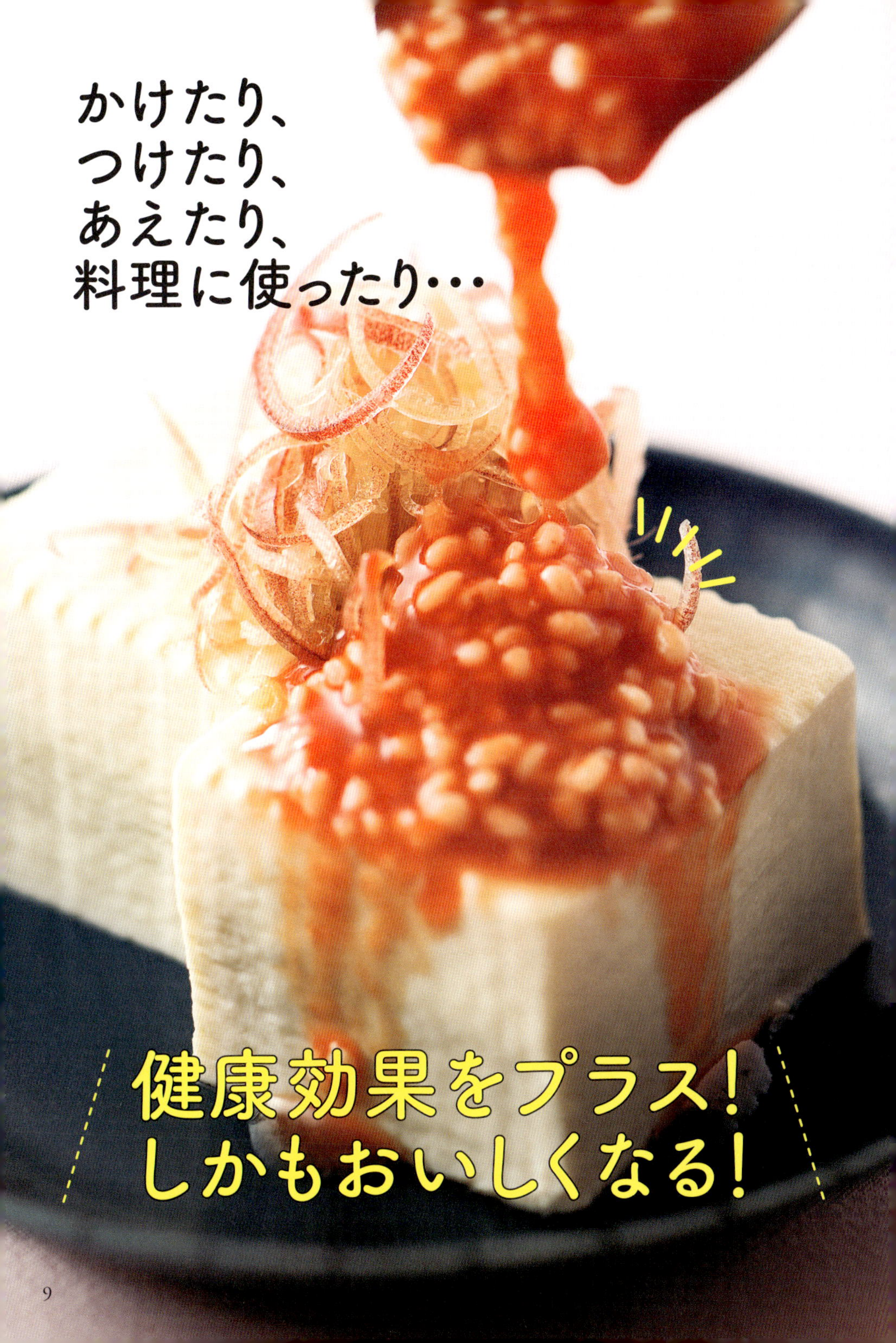

4つの「やさい麹」で健康になる

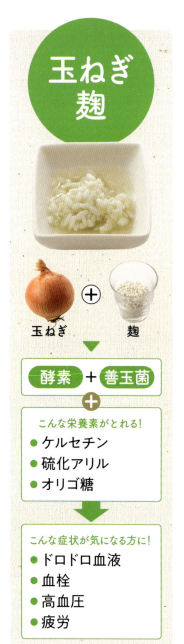

玉ねぎ麹

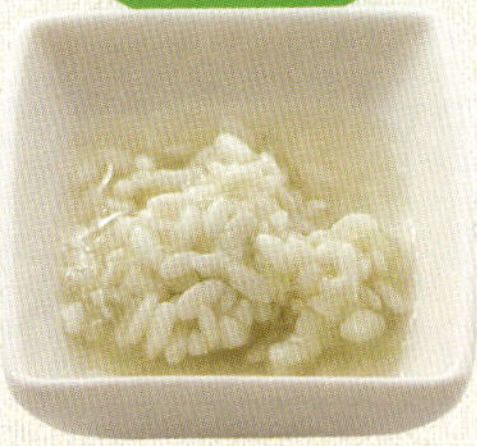

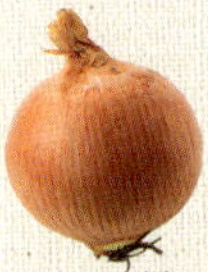

玉ねぎ

＋

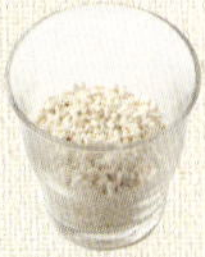

麹

酵素 ＋ 善玉菌

＋

こんな栄養素がとれる！

- ケルセチン
- 硫化アリル
- オリゴ糖

こんな症状が気になる方に！

- ドロドロ血液
- 血栓
- 高血圧
- 疲労

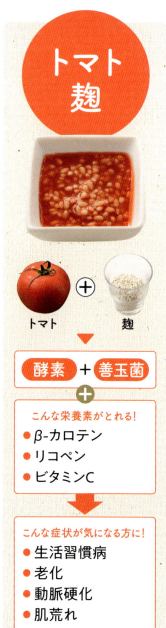

トマト麹

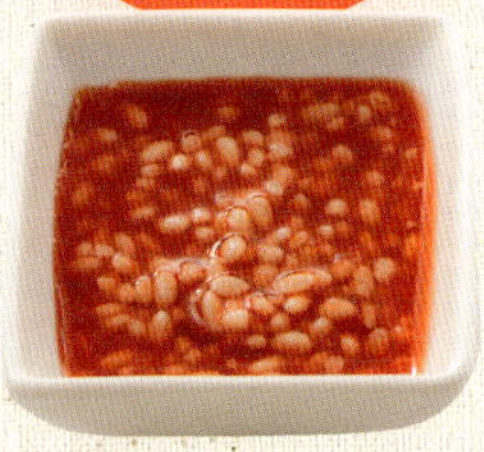

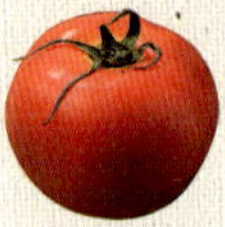

トマト

＋

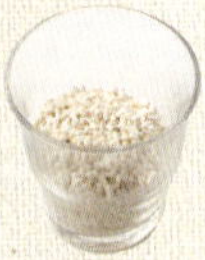

麹

酵素 ＋ 善玉菌

＋

こんな栄養素がとれる！

- β-カロテン
- リコペン
- ビタミンC

こんな症状が気になる方に！

- 生活習慣病
- 老化
- 動脈硬化
- 肌荒れ

しいたけ麹

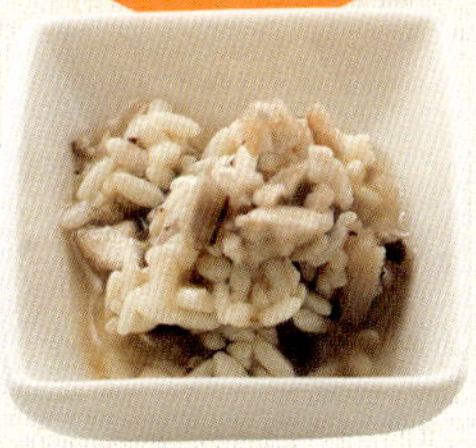

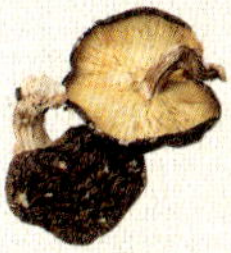

しいたけ ＋ 麹

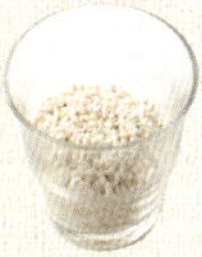

▼

酵素 ＋ 善玉菌

＋

こんな栄養素がとれる！

- レンチナン（β-グルカンの一種）
- ビタミンD

こんな症状が気になる方に！

- 免疫低下
- 肥満
- 太りやすい

にんにく麹

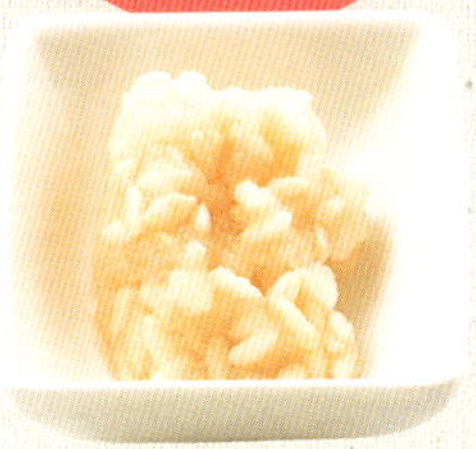

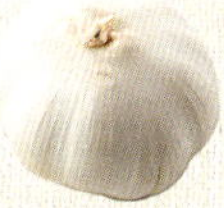

にんにく ＋ 麹

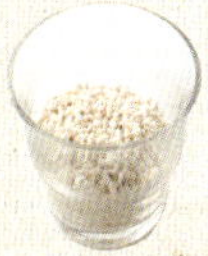

▼

酵素 ＋ 善玉菌

＋

こんな栄養素がとれる！

- 硫化アリル
- スコルジニン
- ニンニクレクチン

こんな症状が気になる方に！

- 疲労
- 冷え性
- 風邪気味
- 体力低下

ぜひ、気になる症状やほしい効果にあわせて使ってみてください。
もちろんすべて試していただくのもオススメです！

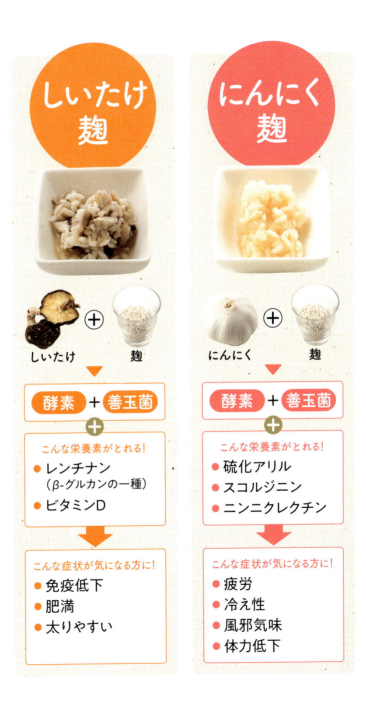

「やさい麹」を食べると、こんなうれしい効果が！

不足している酵素が補充され、胃腸が整うので…

- **便秘**やおなかの張りの改善
- **軟便・下痢**の改善
- **胃もたれ・胃痛**の軽減
- **肌荒れ**の改善
- **疲れ**にくくなる
- **イライラ**の軽減
- **自律神経**が整う
- **肩こり・頭痛**の軽減　　など

さまざまな不《ふ》定《てい》愁《しゅう》訴《そ》の改善につながります。

野菜に含まれるビタミンやミネラルなど体にうれしい栄養素をきっちり吸収できるので…

- 高血圧の予防と改善
- 糖尿病の予防と改善
- 脂質異常症の予防と改善
- アレルギーの改善
- ダイエット
- 不眠の改善

などにも効果的です。

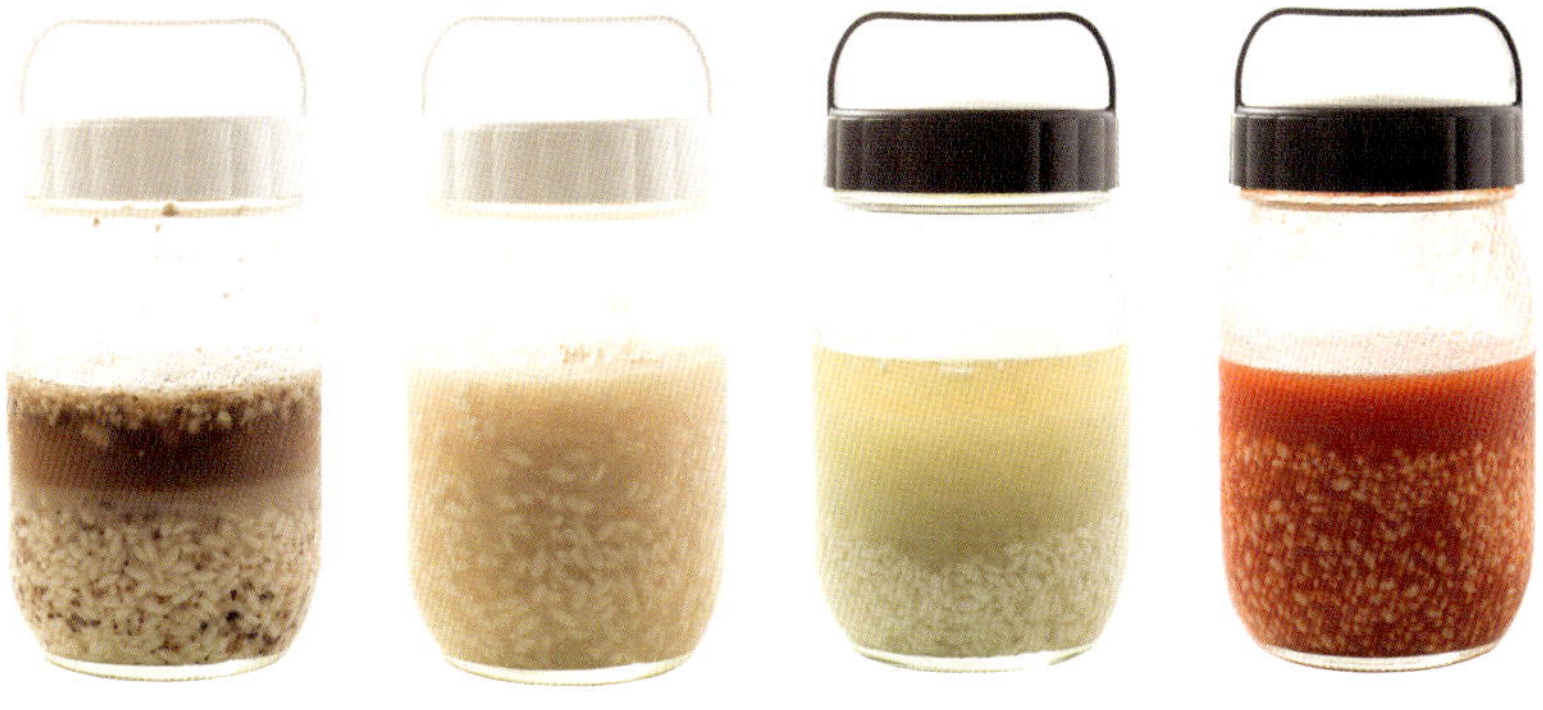

「やさい麹」はいろいろ置き換えて楽しめる！

「やさい麹」は、たれやドレッシング、しょうゆやソースなどの代わりに使えます！
いつものメニューに健康効果をプラス。自由なアイデアで使ってみてください。

たれの代わりに

納豆の添付のたれの代わりに。「やさい麹」であえた納豆にいかや野菜をプラスすれば、一品料理に早変わり！

納豆と麹のダブルの発酵パワーで健康効果倍増！

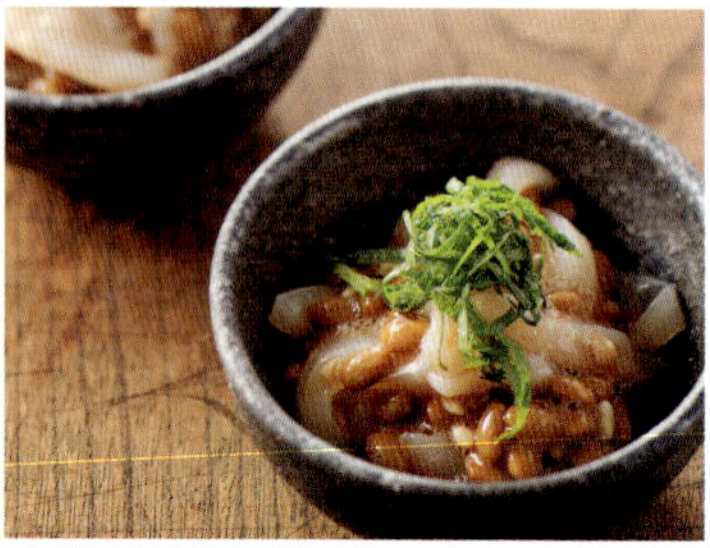

調味液の代わりに

市販の調味液やマリネ液の代わりに、魚介や野菜をあえても。麹が素材のうま味を引き出します。天然の素材なので安心。手軽においしく、健康効果をプラスして。

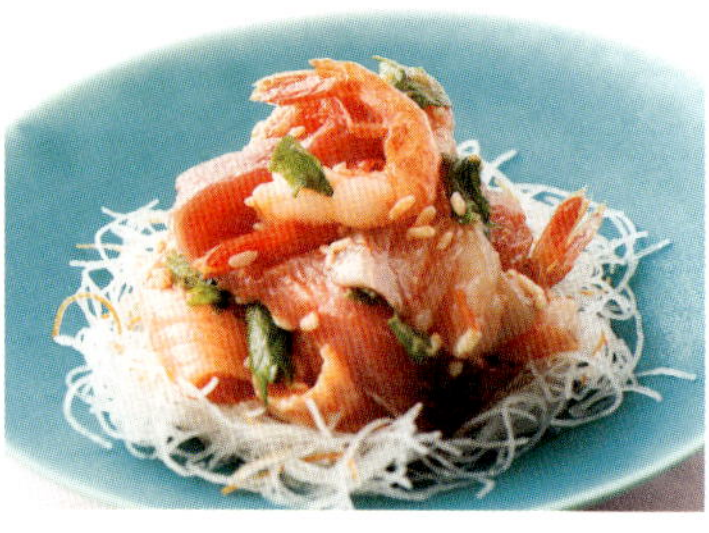

ドレッシングの代わりに

生野菜はもちろん、温野菜のサラダなど、ドレッシングとしても使えます。スティック野菜につけても OK。卵との相性も抜群。目玉焼きやオムレツにかけても。

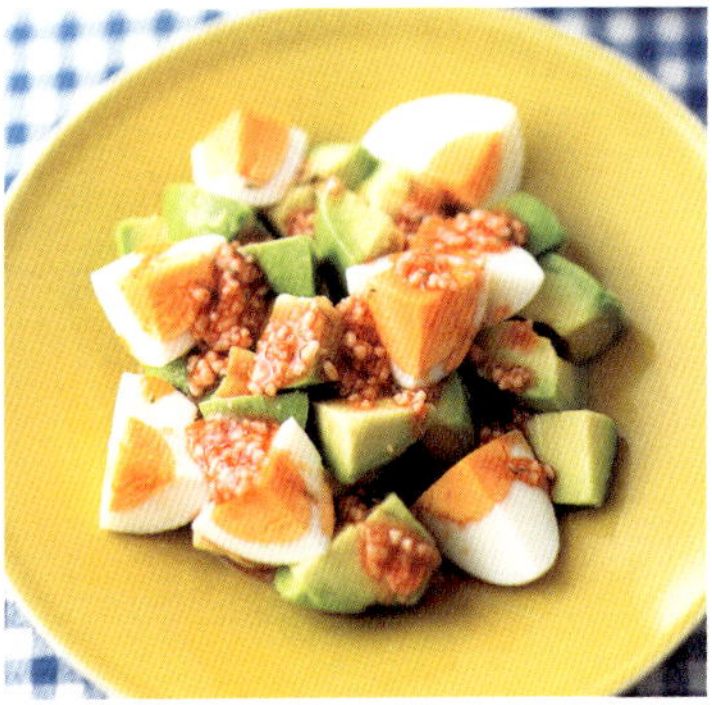

しょうゆの代わりに

冷ややっこや刺身、おひたしのしょうゆの代わりに使えば、いつもと違ったおいしさを発見。しょうゆより塩分が少なくすみ、野菜の栄養が摂取できるので、体に一石二鳥のうれしい効果があります。もちろん、うま味とコクもプラスされます。

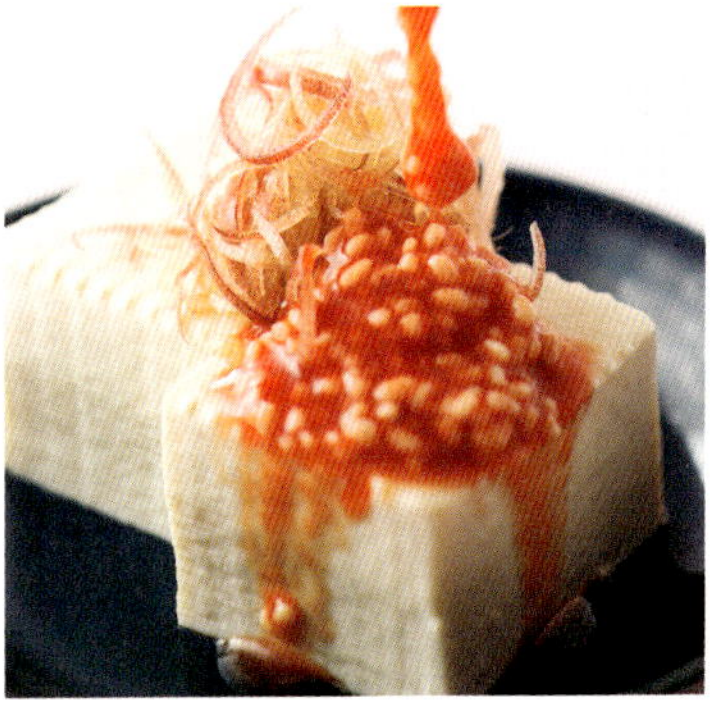

そのほかにも、ソースの代わりに揚げ物にちょっとかけたり、焼肉やぎょうざのたれの代わりにも。コンビニやスーパーのサラダやお惣菜の添付のたれやドレッシングの代わりに使えば、罪悪感がダウン。

「やさい麹」は万能調味料としても使える！

料理のうま味をアップ。ひとさじで健康効果とおいしさをプラスします!

下味つけの手間を軽減！

「やさい麹」は、味に深みとコクをプラスするだけでなく、麹の効果で素材のうま味を引き出します。作り置きしておけば、そのまま使えるから、野菜をみじん切りする手間なども省けて便利。

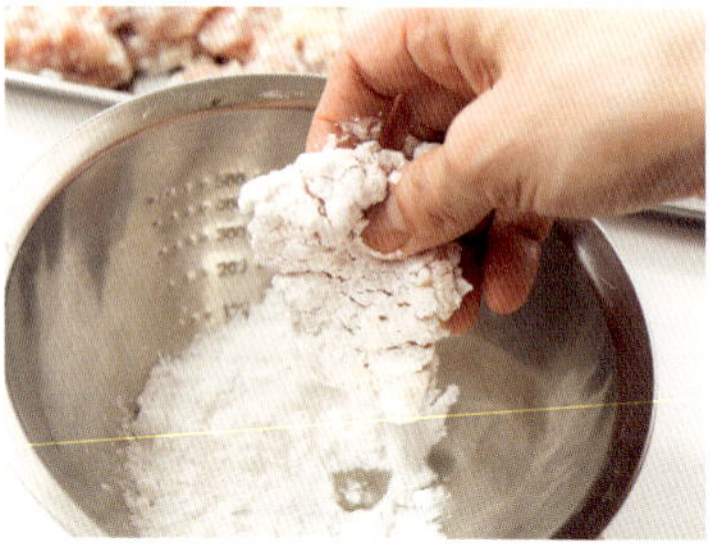

肉にもみ込んでうま味アップ

麹の酵素の力でお肉をやわらかくし、野菜の栄養をプラスします。これだけで、お肉のたんぱく質と、野菜のビタミン、ミネラルがいっしょにとれるので、野菜嫌いのお子さまにもオススメです。

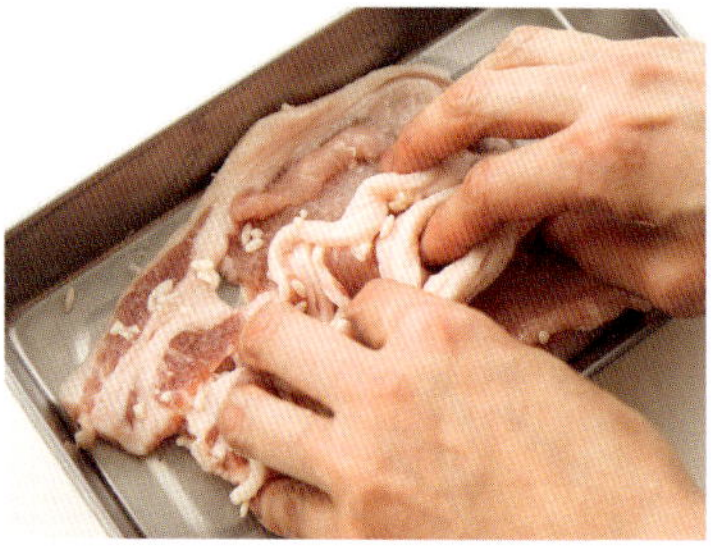

みそ汁にいれてコクと栄養アップ

みそ汁やスープに入れれば、野菜のうま味とコクがプラスされ、味に深みが増しておいしさアップ。もちろん、野菜の栄養も摂取できるので、一杯の満足度が高まります。

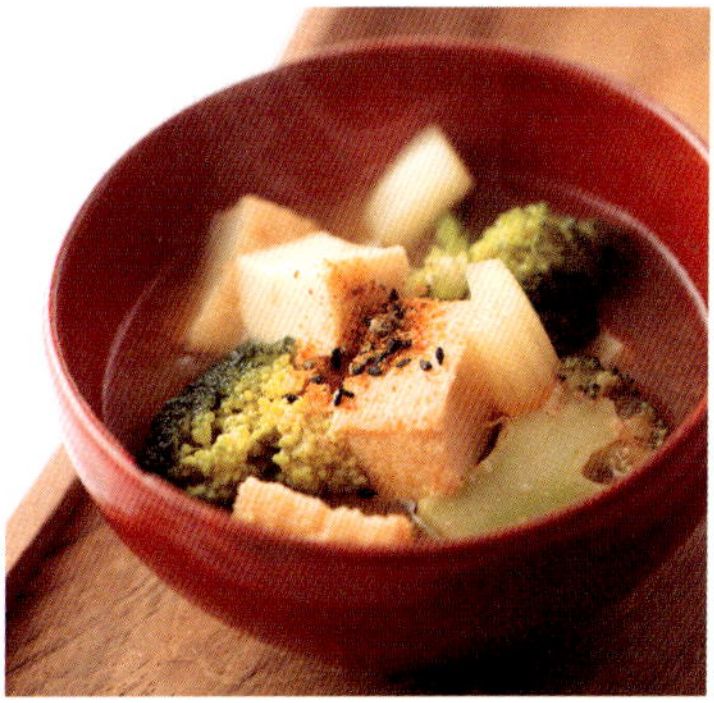

パンに塗ってもおいしい！

「やさい麹」は、スプレッドの代わりにも使えます。チーズはもちろん、納豆との相性も抜群！ ダブル、トリプルの発酵効果で、栄養効果も高まります。トーストのアクセントにも。

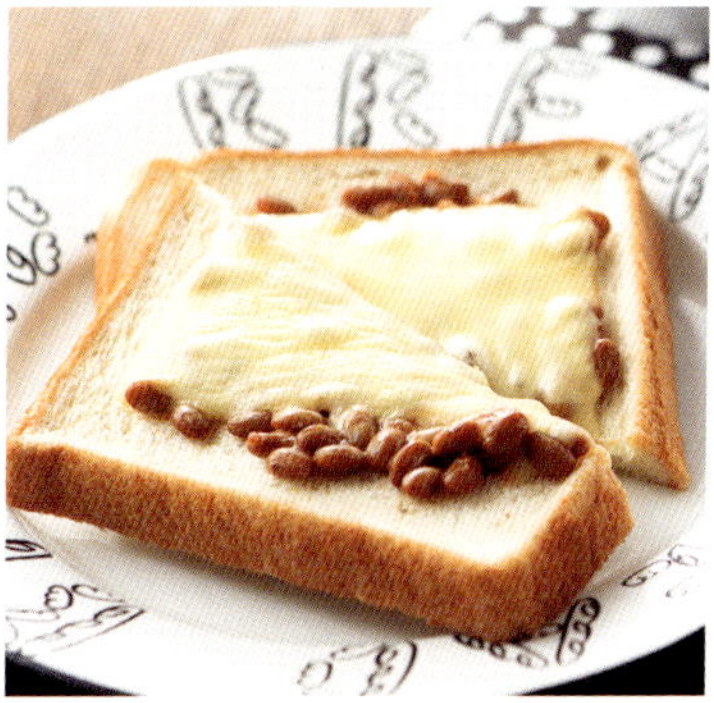

ほかにも、いろいろな料理に使える「やさい麹」。いつもの料理に健康効果をプラスして。

食べるくすり「やさい麹」実際に試してみました！

実際に「やさい麹」を2週間試した、モニターのみなさんの声をご紹介します。
病院に行くほどではないけれど、なんとなく調子が悪い…そんな症状に「やさい麹」は効きます！

94％が2週間以内に効果を実感！

※実際に「やさい麹」を2週間試した、
不定愁訴を抱えるモニター17人中16人が
明らかな体調の変化を実感。
※効果に個人差があります。

こんな症状に効いた！ BEST5

第1位 便秘が解消した！

第2位 肌荒れがよくなった！

第3位 胃の調子がよくなった！

第4位 ぐっすり眠れるようになった！

第5位 むくみが改善した！

ほかにも、疲れにくくなった、冷えの改善、頭痛やめまいの改善など、個人差はありますが、うれしい効果が報告されています！

モニターのみなさんの生の声ご紹介します！

いろんな変化を一気に実感！

体の不調が一気に改善！ いいことづくめの健康食です！

キミコさん（57歳・女性）

暴食がとまらなかったのですが、やさい麹を食べ始めたら、ドカ食いがストップ。食欲が落ち着き、胃の調子もよくなりました。下痢もしなくなり、毎日残便感のないスッキリ気持ちのよいお通じがあります。トイレのにおいも臭くなくなり、尿の調子も良好。おなかの調子がよくなっているのを実感しています。さらに、慢性的に感じていた肩こりが気づいたらなくなっていました。朝起きてつらかった足の裏の痛みも消え、だるさもなくなりました。眠りが深くなり、物音で起きることも、夜中トイレに行くこともなくなりました。ストレスの感じ方も変わったようで、気持ちの切り替えがすぐできるようになっています。食べ始めたらいいことづくめ。健康によい補助食として常備します。

おなかの調子がよくなった！

便秘だったのがウソのように便通がよくなった！

ゆみさん（46歳・女性）

「やさい麹」を始めてからは毎日快便。1 日に何度も出る日もあります。腸内環境が確実によくなっているのを感じます！便秘に悩んでいたのがウソのよう。とても便通がよくなったので、友だちにもすすめます。

便秘と下痢の繰り返しが解消！ ぽっこりおなかがへこんだ！

スカイさん（60歳・女性）

便秘気味で、便秘が続くとおなかが痛くなり下痢に。やさい麹を食べ始めてからは、それがなくなりました。ぽっこりおなかが少しへこんだように思います。

整腸剤より効果テキメン！ おなかスッキリ！

南由美子さん（58歳・女性）

便秘気味で膨満感があり、3 日連続で出ず下腹部痛を伴うことも。整腸剤を飲んでも効果を感じられずにいました。「やさい麹」を始めたら薬を飲まなくても快便で、おなかの張りも感じません。

ほかにもうれしい効果を実感！

胃痛、胃もたれはもちろん、肌荒れ、のぼせ、むくみ、頭痛などの改善にも！

肌荒れに！

ニキビが消えて毛穴も小さく！美肌効果テキメン！

タケさん（56歳・女性）

1日1回のトマト麹で、ずっと気になっていた小鼻の横の白ニキビが消失！目立っていた小鼻の毛穴が小さくなって、キメが整いました。シミも薄くなった気がします。効果テキメンですね。

毛穴もたるみもくすみもとれた！顔のむくみが気にならなくなった！

鈴木美奈さん（55歳・女性）

毛穴が目立たなくなりました！たるみやくすみもとれ、ハリも出てきました。朝起きたときのまぶたや顔、手指や足指のむくみも気にならなくなりました。寝つきがよくなり、ぐっすり眠れるので、翌朝に疲れが残らなくなりました。

びっくりするほどツヤツヤすっぴん肌に！

N.M.さん（56歳・女性）

始めて1週間ほどで、ツヤツヤすっぴん肌に！涙袋の下のしわも気にならなくなってきました！便秘気味でおなかの張りが気になっているのですが、やさい麹を食べてすぐに腸が気持ちよく動きだし、便通もスムーズになりました。

頑固なあごニキビが消滅。肌荒れがおさまった！

チョコミントさん（56歳・女性）

あごのプツプツしたニキビ予備軍が消えました。肌荒れも落ち着いてきました。便秘やおならも改善され、おなかの調子がよくなりました。

胃痛がなくなった。体重も1kg減！

佐藤祐子さん（54歳・女性）

ときどきあった胃痛がなくなりました！おなかがへこんで体重が1kg減。これからも続けます。

食べ過ぎ・飲み過ぎの翌日も胃がすっきり快調！

岩田三喜子さん（60歳・女性）

食べ過ぎ、飲み過ぎた日の翌日でも、胃痛・胃もたれがなくなりました。朝起きたとき、空腹感を感じるほど胃が元気になりました。

のぼせ、めまい、頭痛、むくみ、眠りの質の改善に

更年期障害の症状が軽減むくみがなくなった！

古沢正子さん（59歳・女性）

更年期障害だからとあきらめていたのぼせやめまいがなくなりました。鉄板を乗せたようなつらい腰痛もなくなり、むくみやひざの痛みも気にならなくなりました。特に朝、左脚のむくみがひどく、痛重くて階段を下りられないほどだったのですが、それがなくなり助かりました。冷房の中でも、ダル重感を感じません。イライラしにくくなりました。寝つきもよく眠りも深くなりました。

頭痛が消えてびっくり！ 肩こりや冷えも改善。

JTさん（56歳・女性）

「やさい麹」を食べ始めて、頭痛が起こらなくなり、本当に驚いています。さまざまなサプリを試してきましたが、どのサプリよりも効果があります。肩こりが軽くなり、冷えも気にならなくなりました。疲れにくくもなったようです。

いつものめまいが消えて驚きました！

公野貴子さん（57歳・女性）

「やさい麹」を食べ始めたら、いつものめまいがいつのまにかなくなったのに驚きました。便通がよくなり、ぽっこりおなかも解消。肌の調子もいい感じです。

ぐっすり眠れるようになった！

T.K.さん（67歳・女性）

朝までぐっすり眠れるようになりました。便もスムーズに出るようになり、おなかの調子がよくなりました！健康によいし、料理の味もよくするので、友だちにすすめたいと思います。

胃の調子がよくなった！

逆流性食道炎の夫のげっぷが減った！胃の調子が改善！

JTさん（56歳・女性）

逆流性食道炎の夫のげっぷが減り、胃の調子が良くなったようですよ

食べて即効果を実感！胃が元気よく動き出した！

井階京子さん（60歳・女性）

胃がキュルキュル鳴ってよく動き、胃の調子がよくなったと感じます。腹痛もなくなりました。疲れにくくなったように思います。

「やさい麹」は日本人に合った食べるくすりです。

私は薬に頼らず食べ物で病気を予防・治療する予防内科医です。

もともと私は人はなぜ病気になるのか、その原因や仕組みに興味がありました。また、食べたものがどのように代謝され、体になっていくのか。そして予防にも。病気にならない体を作るにはどうしたらよいかということに興味があったのです。

私が目指すのは、薬やサプリメントによる対症療法ではなく、食による予防です。ですが、日本の大学病院ではその考えを貫くのは難しいと感じ、糖尿病専門のクリニックでの診療と栄養指導により、独自に研究を重ねようとしていたころ、ニューヨークに調理技術と栄養学を同時に学べる専門学校があると知り、私はニューヨークに渡りました。そこで、みその素晴らしさに開眼、腸内環境をよくする日本古来の発酵食品に改めて注目し、みそソムリエの資格を取得しました。同じころアーユルヴェーダにも出合い、ほとんどの慣性的な病気は消化力が落ちることが始まりだという考え方も学びました。これらはまさに、私の考えていたメカニズムでした。

そこで確信を得た私は、さらに研究を重ね、また、医師として食事指導をする中で、腸内環境が乱れ消化力が落ちると、病気になると気がついたのです。

現代人の消化力はどんどん低下しています。早食い、ながら食い、加工食品、偏食、ストレスなどが要因です。消化力が落ちると、正しく栄養素が吸収できず栄養不足になり、エネルギー不足になります。疲労や免疫力の低下にもかかわり、体のさまざまな機能が低下していきます。多くの人が抱える不定愁訴もそれが原因といえるでしょう。

食べるもので健康になる。病気を予防する。

そのひとつの提案として、私は「やさい麹」を考えました。腸内環境を整えるだけでなく、ビタミンやミネラルも豊富で、さらに食べ物を吸収しやすい形に変化させる麹。野菜の中でもとくにパワフルな健康効果（栄養成分）をもち、麹との相性もよく、作り置きで使える便利さも視野に入れ、素材を選びました。もちろん、おいしさも。

ぜひあなたの健康のためにお試しください。

予防内科医　関由佳

CONTENTS

［腸と胃を整える食べるくすり やさい麹 もくじ］

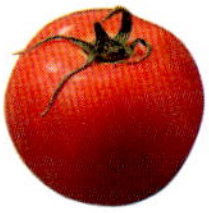

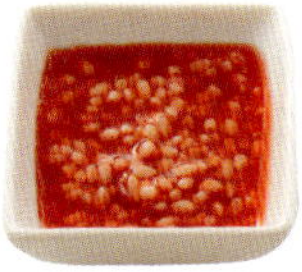

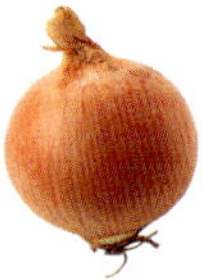

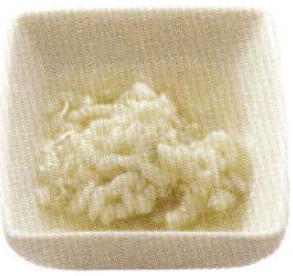

第3章

「やさい麹」の健康効果

第4章

毎日おいしく元気ごはん

「やさい麹」健康レシピ

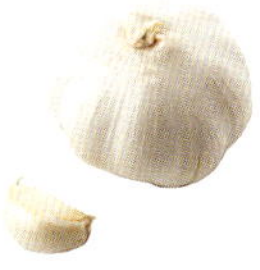

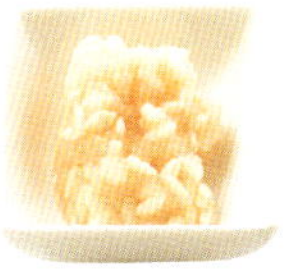

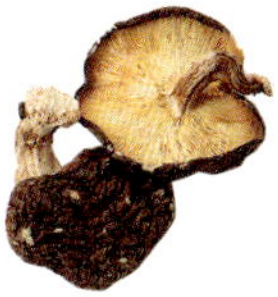

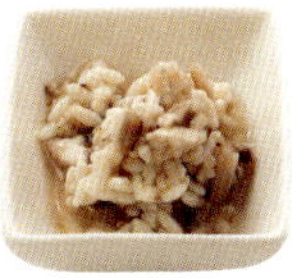

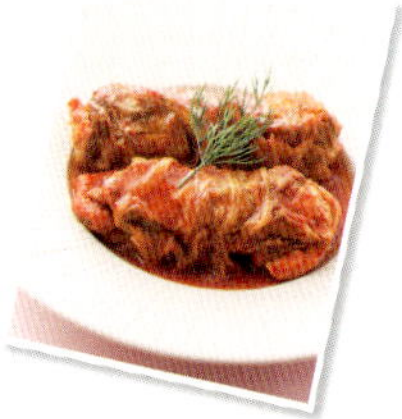

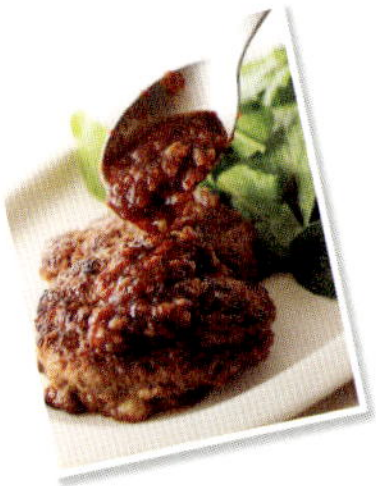

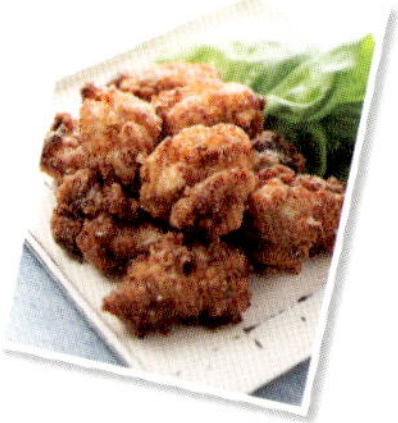

第5章

「やさい麹」と発酵食材でもっと健康！

W《ダブル》発酵レシピ

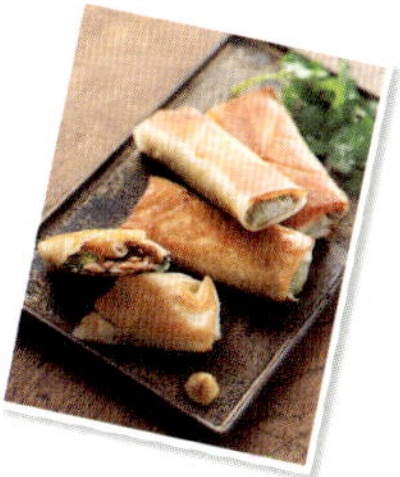

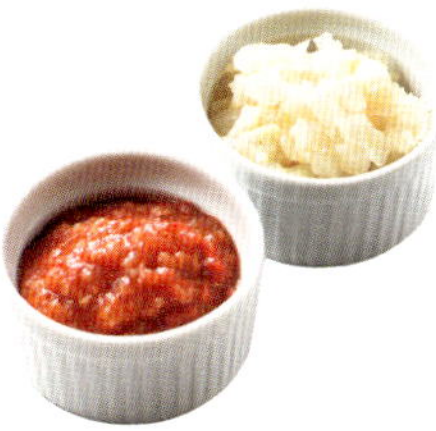

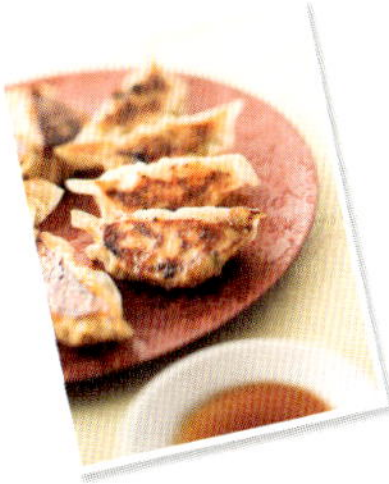

CONTENTS

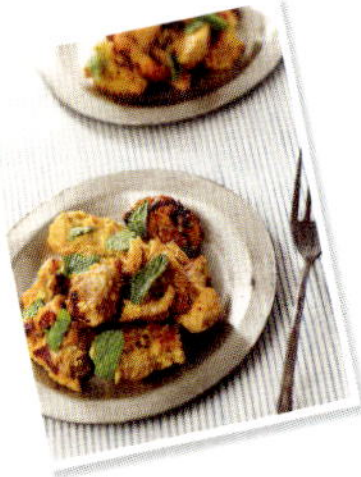

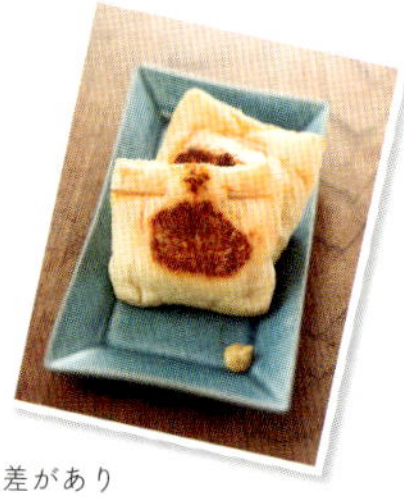

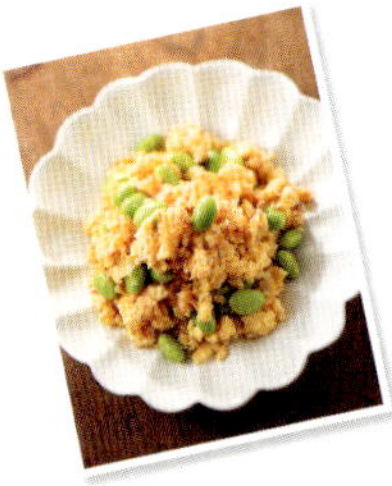

※「やさい麹」は、その効果に個人差があります。また、体に何か異常を感じた時は、医師に相談してください。

第1章

麹の酵素が体を変える！

まずは、「やさい麹」のベースとなる
麹の健康効果などについてご紹介します。
「やさい麹」を食べるのがいっそう楽しくなります。

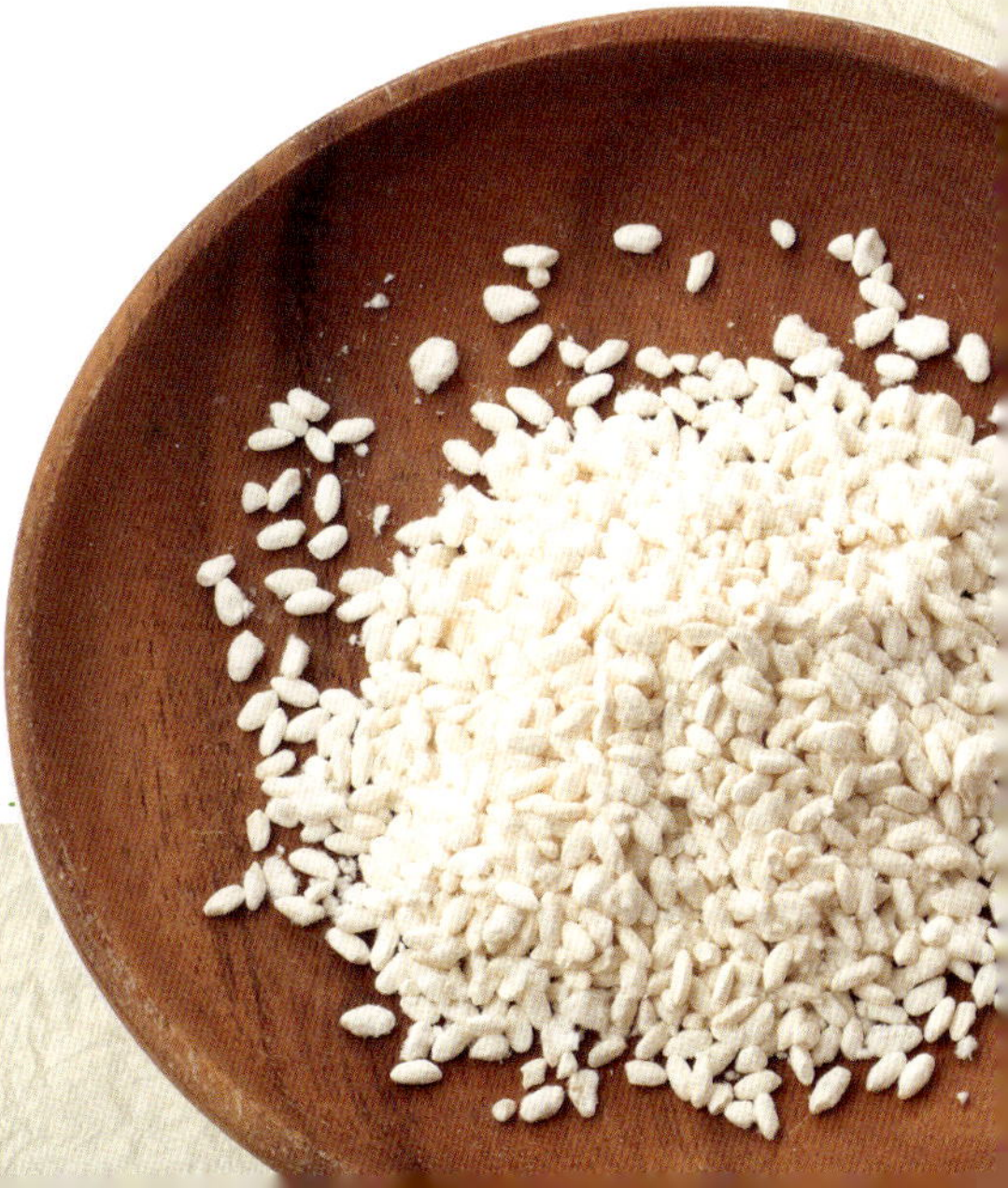

麹は
スゴイ!
1

『江戸時代から知られていた、麹のすごいパワー』

麹は原料となる米や麦、大豆などの穀物に麹菌を付着させ、繁殖しやすい温度や湿度の中で発酵させて、有効なカビを繁殖させて培養したものです。

麹は東アジア特有の食品ですが、日本では多種類のカビの中から有用な麹菌を発見し、研究を重ねてみそやしょうゆ、酒、みりんなどを誕生させたのです。

2006年には、日本醸造学会は麹菌を「古来大切に育《はぐく》み、使ってきた貴重な財産」であるとして、「国菌」に認定しました。

8世紀初め奈良時代には、麹を使った酒造りに関する記録が残っていて、日本における麹の使用の起源といわれています。江戸時代の庶民は夏の暑さを乗り切るために、「甘酒」を楽しむようになりますが、すでにこのころから滋養強壮効果がわかっていたのです。

昔は調味料がとても貴重でしたから、麹による天然のうま味はそれはありがたいもので、大切にされてきました。さまざまに進化して際立つうま味が生まれ、この発酵調味料なくして、和食文化の発展はなかったともいえます。

麹は分解酵素を含み、穀物、野菜、肉や魚介などの食物をいろいろな成分に分解します。この働きが「発酵」と呼ばれるものです。

米麹の発酵の場合、米のでんぷんをブドウ糖やオリゴ糖にしたものが甘酒、大豆のたんぱく質をアミノ酸に分解したものはみそになります。それぞれに独特な甘みやうま味を生み出します。

また、うま味成分の**グルタミン酸が、食べ物の味を引き出して、味を高める効果**もあります。

さらに、おいしく食べていくうちに、健康効果にも、気づいてきたのです。その効果には目を見張るものがあり、麹はいろいろな種類の酵素を生成し、**発酵しながら、食物を体内に消化吸収しやすい形に変化**させます。

「やさい麹」は、この麹の自然のパワーを活用し、野菜のビタミンやミネラルなどの栄養を、おいしくとり入れやすくしたもの。食べて健康になる、まさに「食べるくすり」なのです。

麹は
スゴイ！
2

『麹の酵素とビタミンで、あらゆる不調が改善』

麹の中で、手軽に摂取しやすいものは米麹です。米麹は、なぜ体によいのでしょうか。

米麹には、ビタミンB群、アミノ酸、ナトリウム、水分、糖分などが、バランスよく含まれています。ビタミンB群は、ビタミンB_1、B_2、B_6、B_{12}、パントテン酸、イノシトール、ビオチン、葉酸など8種類のビタミンが入っています。

また体内で作り出すことができない、必須アミノ酸9種類も含まれます。**これだけの栄養成分が入っているので、滋養強壮や体力回復効果はバツグン。**ナトリウムなどミネラルも適量入っているので、熱中症対策としても最適です。

そして消化吸収を助け、ほかの食物の栄養素を体内に吸収しやすくする消化酵素も豊富です。麹には酵素が、アミラーゼ、プロテアーゼ、リパーゼ、ペクチナーゼなど30種類以上も含まれています。

米麹は、麹菌の胞子を米につけて生育させます。このときに生成された酵素が、でんぷんやたんぱく質、脂肪などを分解するのです。ちなみにでんぷんをブドウ糖に分解する酵素はアミラーゼ、たんぱく質をアミノ酸に分解するのはプロテアーゼになります。

麹菌は真菌といって、きのこや酵母などの仲間です。これらは真核生物といって、細胞核をもち、細胞内にはいろいろな細胞小器官があり、ミトコンドリアをもっているため、酸素を使ってエネルギーを作ります。麹菌が消化酵素を多種類もっているのは、細菌より進化した真菌のおかげ。環境に対し、幅広い適応力を備えているためです。

麹菌は、それ自体善玉菌としても作用するのですが、米麹には腸内で善玉菌のエサとなって**善玉菌を増やすオリゴ糖も含まれるので、腸内環境を整備し、腸の働きを改善**します。腸内環境が整うと、便秘解消だけでなく、免疫力もアップして、自律神経が整い血管や脳の活性化まで期待できるのです。

麹には米麹、麦麹、豆麹などがありますが、比較的短い時間で発酵し、市販でも手に入りやすい米麹がもっとも手軽に摂取できるタイプです。野菜と合わせる「やさい麹」も、短時間の発酵状態から使えます。

麹は
スゴイ!
3

「麹で健康リスクを減らし、病気を遠ざける」

米麹の豊富な酵素やビタミン、ミネラルなどの栄養素は、おいしく食べるだけで体の中の乱れた状態を整え、健康のベースとなる体の栄養吸収力を高めてくれます。

効果1　栄養の消化吸収の効率アップ

酵素は栄養素を効率よく体に吸収させる、サポーター。肉や魚介、大豆製品などのたんぱく質、野菜や海藻などと麹と合わせて食べると、効率よく素材のもつ栄養素を摂取できます。また麹にはビタミンB群をはじめ、多種類のビタミン類を生成する働きのある酵素が含まれるため、**疲労回復や美肌などに効果的。酵素とビタミンB群の代謝促進作用で、エネルギーの燃焼力もアップ。ダイエット効果も**期待できます。

効果2 善玉菌で腸内環境を改善

麹自体が善玉菌として作用するほか、整腸効果のあるオリゴ糖も含んでいます。善玉菌のエサとなるオリゴ糖が腸内に届き、善玉菌が腸内で活発に活動し、増えていきます。このとき善玉菌が腸内環境を整えて、消化吸収を改善。**腸内環境がよくなると、免疫機能が高まって抗酸化物質などの栄養素の吸収を促進。**生活習慣病の予防やアンチエイジングが期待できます。また、自律神経も整います。

効果3 ビタミンB群で滋養強壮＋疲労回復

麹はビタミンを多く含みますが、とくにビタミンB_1・ビタミンB_2・ビタミンB_6などが豊富。ビタミンB_1は、炭水化物をエネルギーに変えて疲労回復を促す効果があります。ビタミンB_2は細胞を再生し、肌や髪、爪などの健康を保ちます。**ビタミンB_6は酵素の働きを補う、補酵素という存在。細胞の再生も促してくれます。**B_1、B_2と同様の効果とともに、心を落ち着かせる神経伝達物質の生成もサポートします。

また、麹に含まれるカリウム、亜鉛、マグネシウムなどのミネラルが不足すると、疲れやすくなったり、代謝が悪くなり太りやすくなったりします。

麹は
スゴイ!
4

「混ぜて放っておくだけで、おいしいくすりができる」

麹は生きものですから、麹菌をできるだけ生かし、効率よく摂取しなければ、せっかくの効能も活用できません。

麹の酵素のアミラーゼが一番働く温度は、60℃くらいが最適といわれていますが、麹菌は熱に弱いという欠点があります。

また、麹には多くの種類の酵素が含まれています。**それらを効率よく働かせるには、20～25℃くらいの室温においてじっくりひと晩寝かせて発酵**させるのが、よい方法です。これは「やさい麹」以外の「塩麹」などでも同じです。

室内で寝かせる方法は、ボウルと清潔な保存容器があれば、いつでも作れるので、とても簡単で手軽です。

発酵した麹は、清潔な保存容器に入れて冷蔵庫で保存しますが、麹の発酵は低温でも進むため、冷蔵庫の中でも日を追うごとに熟成されていきます。このとき1日1回はかき混ぜて様子を確認しますが、あとは作り置きで放っておいても大丈夫です。「やさい麹」の場合は、麹とともに野菜の発酵も進むので、相乗効果でより甘みやうま味、そしてとろみなどが増してきます。

麹は長期保存できると思いがちですが、家庭の冷蔵庫は開け閉めが多いため、庫内の温度が上昇してしまいます。できるだけ1週間以内で使いきるのがよいでしょう。

麹は発酵食品の中でも、もっとも日本人の体質に合っているといえます。毎日、最低1食、ひと品に「やさい麹」をプラスしてみましょう。「やさい麹」自体にうま味があるので、無理なく飽きることなく摂取できるはずです。

「やさい麹」を食べ続けることで、少しずつ体調がよくなり、体もすっきりとする効果は期待大です。

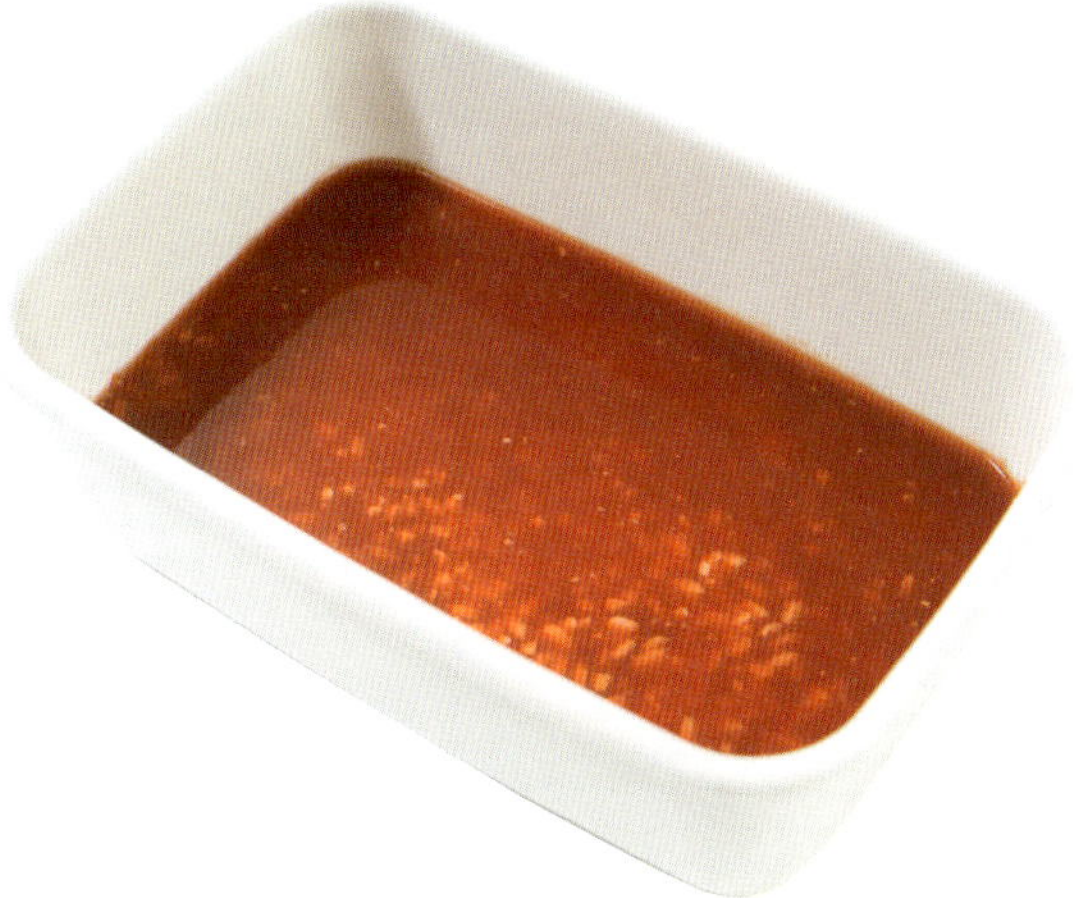

〚米麹の種類〛

**今回「やさい麹」で使うのは乾燥タイプの「乾燥米麹」か
生の状態の「生米麹」ですがほかにもいくつか種類があります。
それぞれの特徴をご紹介します。**

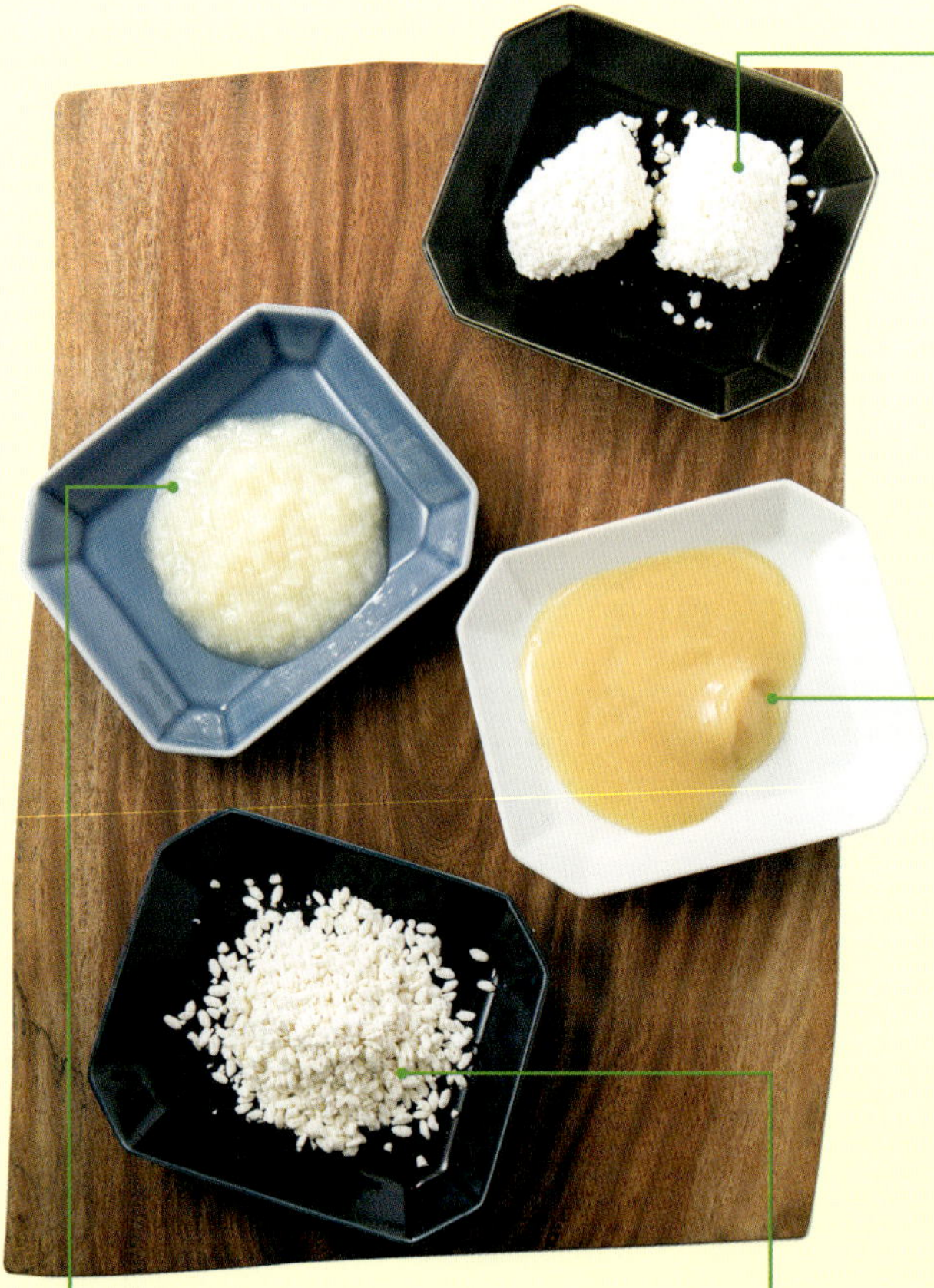

生米麹

生麹は麹菌が起きているので、そのまますぐに使えて便利。でんぷんを糖に変える力が強く、そのほかの栄養価も高い。保存できる期間が短いので、開封後はすぐに使用すること。

甘米麹

米麹に水、または湯を混ぜ、一定の温度を保ちながら発酵させたもの。米麹が酵素の作用で糖化され、ブドウ糖に変化するため、加糖しなくても甘くなる。甘酒のもとになる。

塩米麹

生麹や乾燥麹に塩、水または湯を加えて、発酵させたもの。塩の保存効果で、長期保存が可能だが、できるだけ早く使いきるほうが安心。

乾燥米麹

乾燥麹も水に戻せば生麹と同様に使用できる。生麹に比べると麹菌の効果は少し劣る。しかし常温で何ヶ月も保存できるので、作りたいときにいつでも使えるという利点がある。

第2章

食べるくすり「やさい麹」の作り方

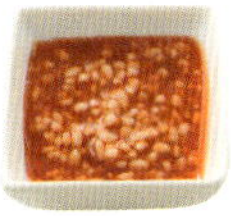
トマト麹

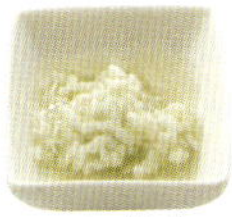
玉ねぎ麹

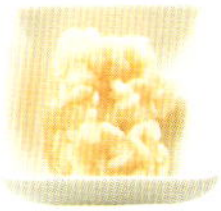
にんにく麹

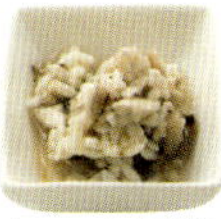
しいたけ麹

やさい麹の作り方はとっても簡単。
本書ではバツグンの健康効果を見込める
「トマト麹」「玉ねぎ麹」「にんにく麹」「しいたけ麹」の
4種類の「やさい麹」をご紹介します。
どれも発酵を重ねるほど、味が芳醇になります。

調理時のmemo

- やさい麹の発酵時間、保存期間は目安です。室温に置く場合は、気温によって多少違ってきます。発酵時間は、夏は早め、冬は遅めになります。途中で確認を。
- 野菜の状態によって水分量に差があります。米麹が水分に浸らない場合は、浸る程度まで水を加えてください。
- 分量は作りやすさを優先し、レシピによって個数表記、g表記などがあります。
- 小さじ1=5㎖、5cc、大さじ1=15㎖、15cc、200㎖=1カップ、200ccです。
- 火加減は、とくに指定がない場合は中火です。

ひと晩〝混ぜ置き〟するだけで、どんどん味と効力がアップ！

やさい麹は米麹が発酵するときに、合わせた野菜も同時に発酵させ、うま味と栄養価が高まる「食べるくすり」。便利な調味料としても使えます。

発酵させる野菜は①栄養価が高く健康効果を発揮、②発酵するとうま味が増す、③料理への活用範囲が広い、④保存しても安全、⑤いつでも手に入るもの。この条件を満たす、トマト、玉ねぎ、にんにく、しいたけの4種類がもっともオススメです。

やさい麹は簡単な仕込み後、発酵＆熟成を待つだけ。野菜と麹を混ぜ合わせて20～25℃くらいの室温において8時間じっくり発酵させます。やさい麹の発酵プロセスは、どれも同じ方法なので、覚えてしまえば手軽に仕込めます。

やさい麹は、約1週間冷蔵保存可能。その間も発酵が進み、うま味が増します。

玉ねぎ麹

玉ねぎのもつおいしいアミノ酸を逃さないよう、おろして汁ごと米麹にプラス。発酵＆熟成が進むにつれ、本来のうま味に甘みが加わり、料理を味わい深くします。また玉ねぎの酵素は、肉や魚介などのたんぱく質をやわらくします。

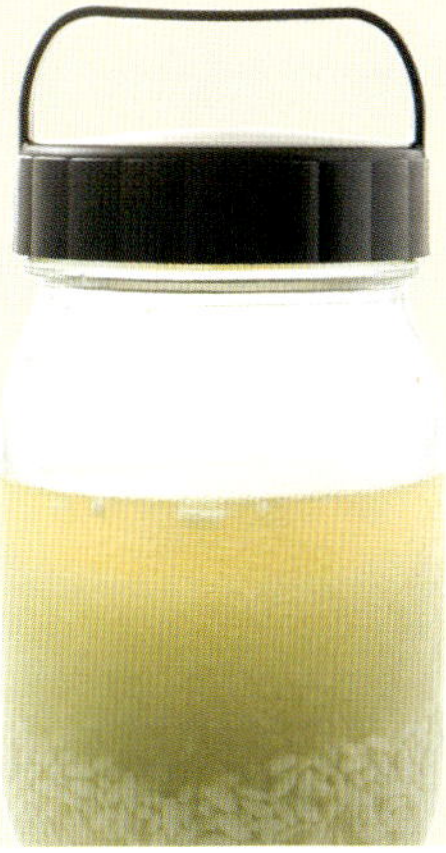

トマト麹

うま味成分のグルタミン酸が豊富なトマトですが、生のトマトは発酵の過程で傷む心配もあるため、便利で安全な、無添加、無塩のトマトジュースで作ります。ジュースには液体で混ざりやすく、うま味や栄養分はそのままという利点も。

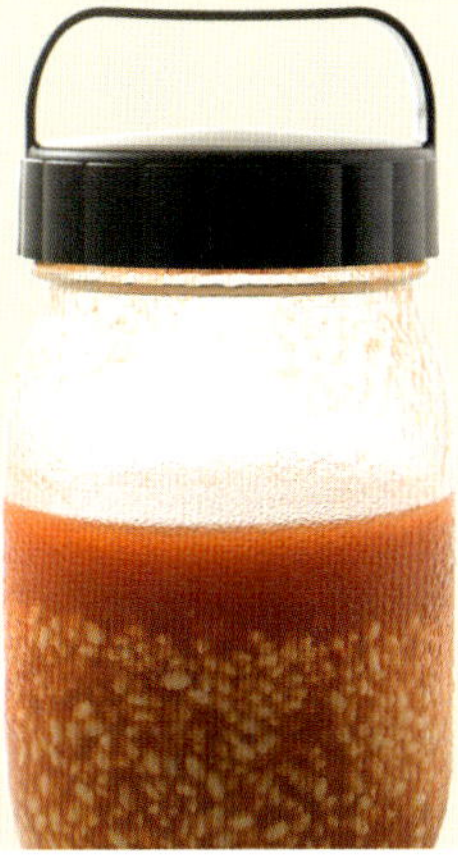

しいたけ麹

しいたけは干すと、うま味成分のグアニル酸やグルタミン酸が凝縮され、栄養価も倍増。またカルシムの吸収を促進する、ビタミンDも生成されます。干ししいたけは砕いて組織を壊してから使うと、より成分が抽出されます。

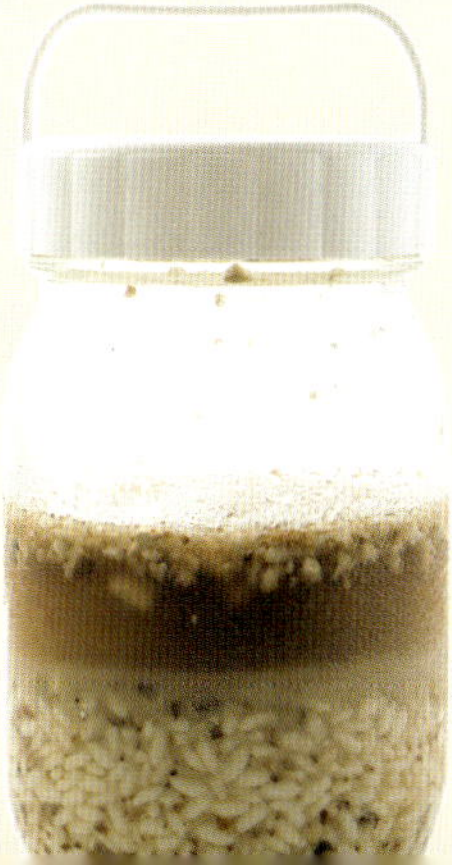

にんにく麹

独特の香り成分アリシンは、料理をおいしくして食欲を増すだけでなく、疲労回復や血行促進など、健康効果も期待大。刻みにんにくと米麹を発酵させると、抗がん効果のあるとされる「S-アリルシステイン」という物質も増加します。

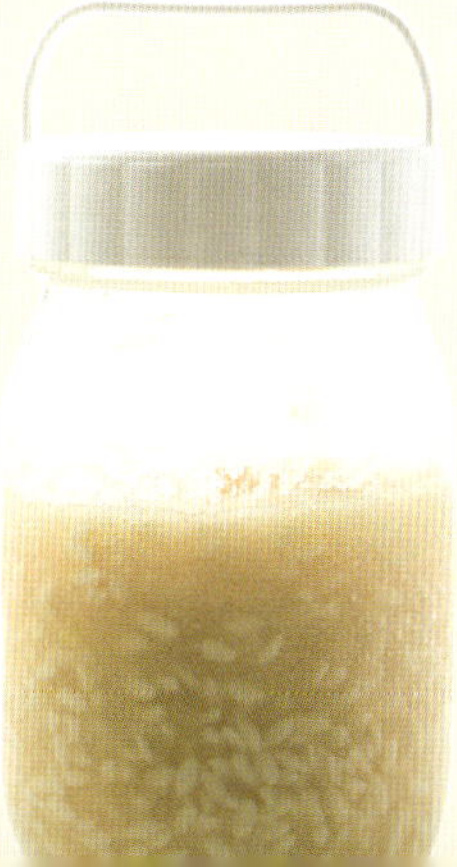

トマト麹の作り方

トマトのうま味と豊富な栄養が、時間経過とともに
どんどん熟成されます。トマト麹の作り方をマスターすれば、
ほかのやさい麹もほとんど作り方は同じです。

材料（乾燥米麹50g分）

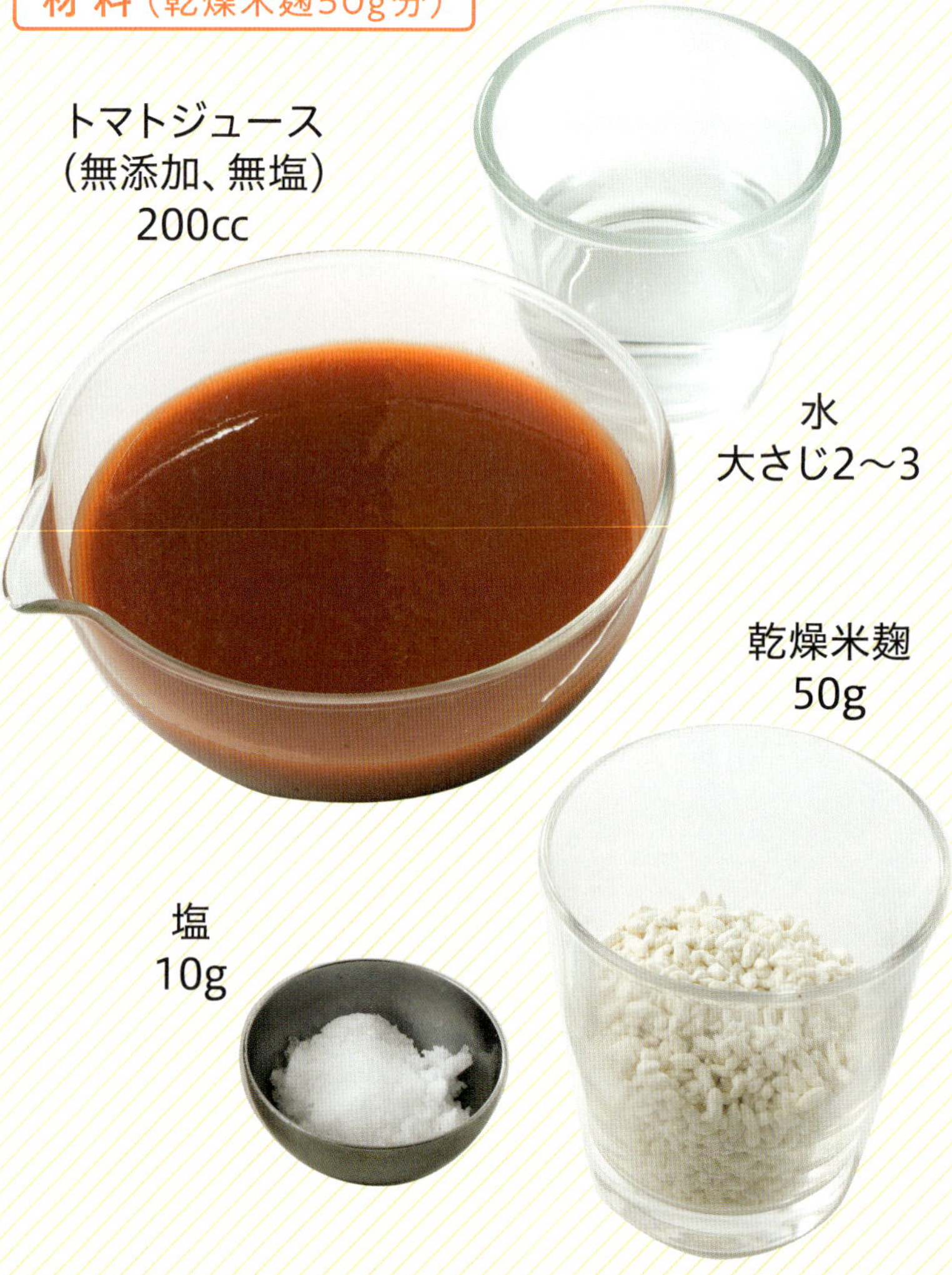

トマトジュース
（無添加、無塩）
200cc

水
大さじ2〜3

乾燥米麹
50g

塩
10g

郵便はがき

105-0003

切手を
お貼りください

（受取人）
東京都港区西新橋2-23-1
3東洋海事ビル
（株）アスコム

腸と胃を整える食べるくすり
やさい麹

読者　係

本書をお買いあげ頂き、誠にありがとうございました。お手数ですが、今後の出版の参考のため各項目にご記入のうえ、弊社までご返送ください。

お名前	男・女	才
ご住所　〒		
Tel	E-mail	
この本の満足度は何％ですか？		％
今後、著者や新刊に関する情報、新企画へのアンケート、セミナーのご案内などを郵送またはｅメールにて送付させていただいてもよろしいでしょうか？		□はい　□いいえ

返送いただいた方の中から**抽選で3名**の方に
図書カード3000円分をプレゼントさせていただきます。

当選の発表はプレゼント商品の発送をもって代えさせていただきます。
※ご記入いただいた個人情報はプレゼントの発送以外に利用することはありません。
※本書へのご意見・ご感想に関しては、本書の広告などに文面を掲載させていただく場合がございます。

●本書へのご意見・ご感想をお聞かせください。

ご協力ありがとうございました。

作り方

1 下準備

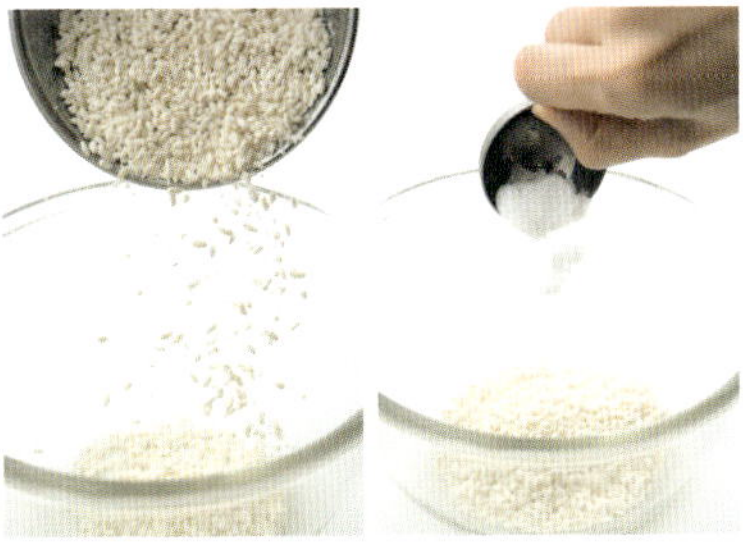

ボウルに米麹、塩を入れ、混ぜる。

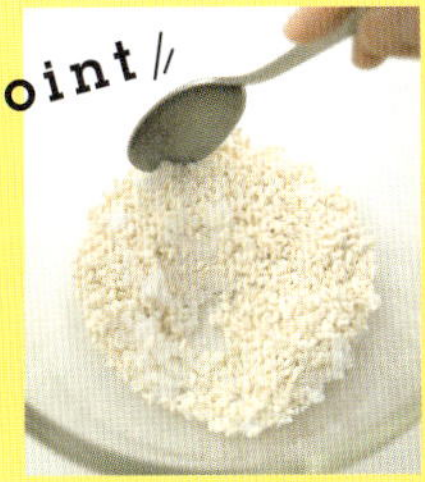

ここでよく混ぜ合わせておくこと

2 発酵

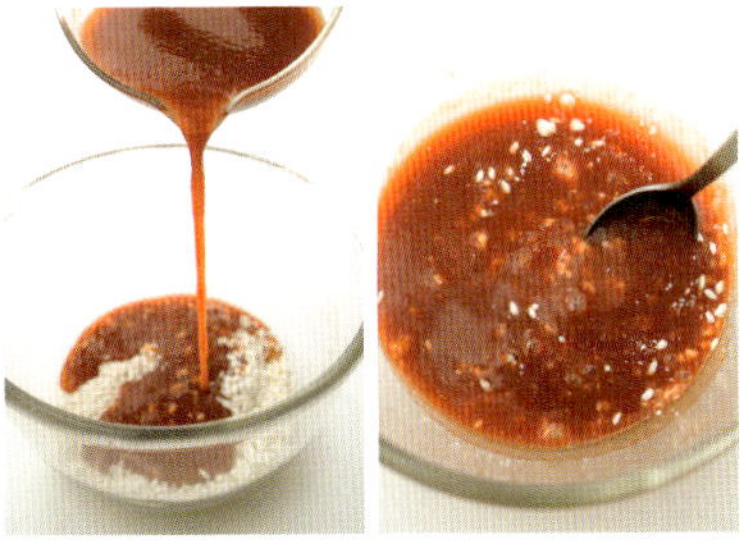

トマトジュースを加え、ラップをして 20 ～ 25℃程度の室温にひと晩（8 ～ 10 時間くらい）おく。とろっとしたとろみがでてきたら完成。

＊発酵期間は様子を見て適宜調節して下さい。

3 保存

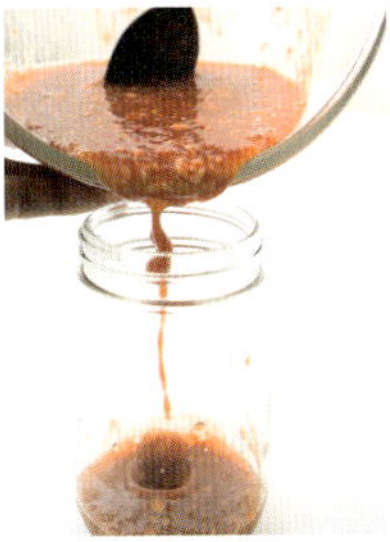

清潔な保存容器に移し、麹が浸る程度の水（大さじ 2 ～ 3）を調整して加え、ふたをして密閉保存する。

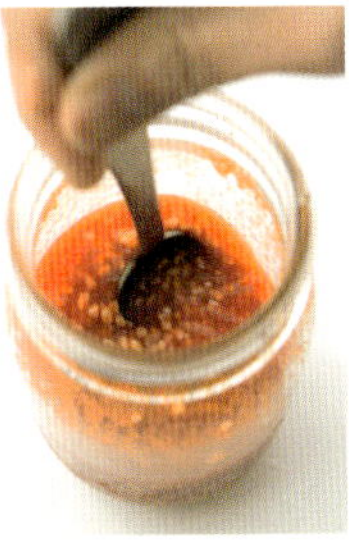

冷蔵庫で保存し、1 日 1 回底からよくかき混ぜる。日を追うごとに甘みととろみが増す。

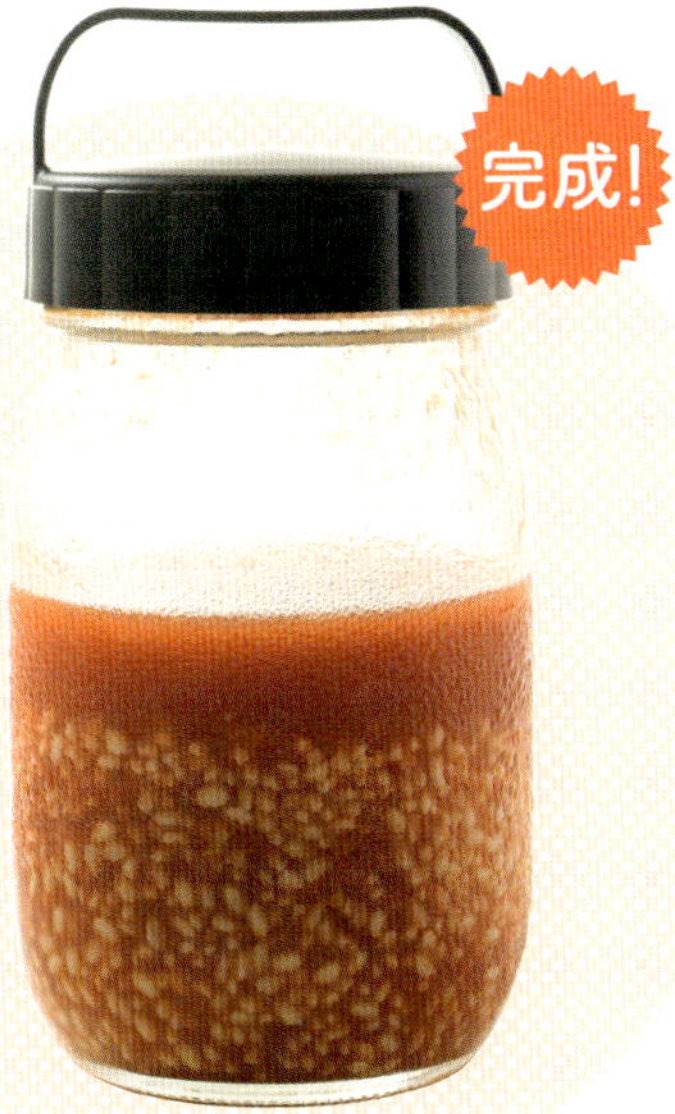

＊冷蔵庫で 1 週間くらいは保存可能。

玉ねぎ麹の作り方

玉ねぎは果肉もおろし汁も全部加えて。米麹と合わせ、うま味ごと発酵させます。

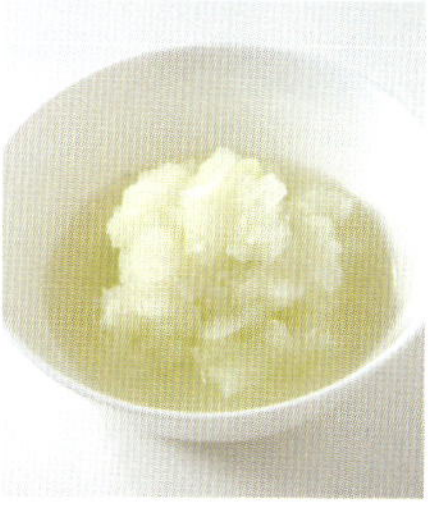

1

玉ねぎをすりおろす。

▼

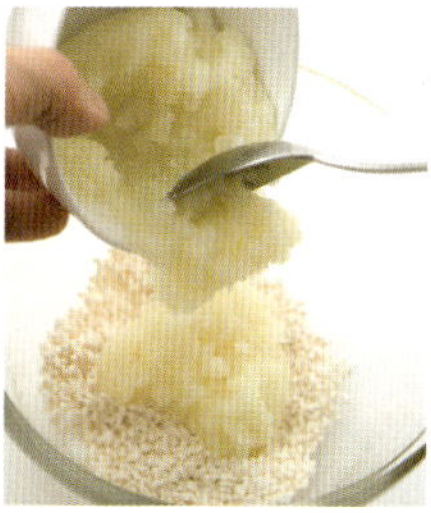

2

ボウルに米麹、塩を入れてよく混ぜ合わせ、1を汁ごと加える。

▼

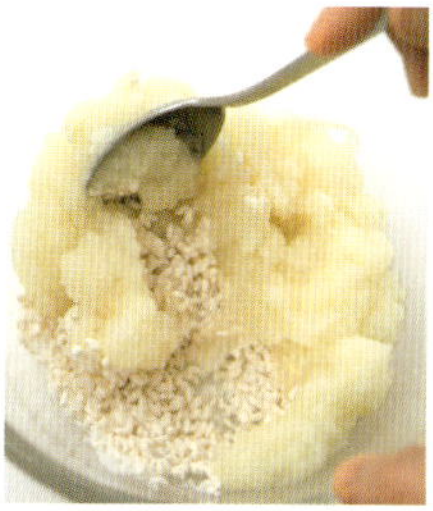

3

2をよく混ぜ合わせ、ラップをして発酵させる。室温でひと晩おいて、とろっとしたとろみがでたら完成。

材料（乾燥米麹50g分）

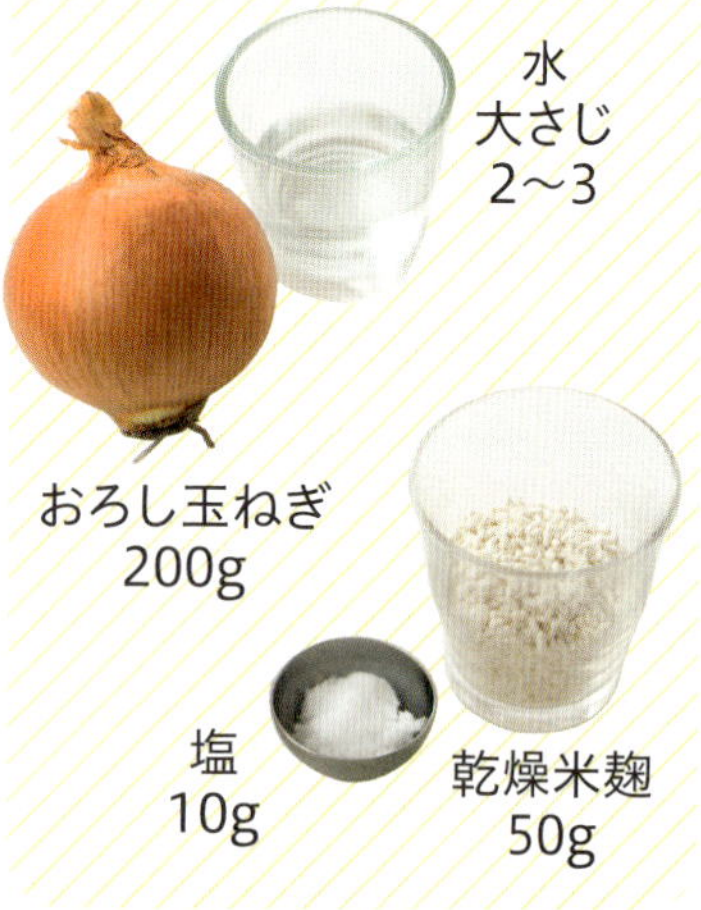
水
大さじ
2～3
おろし玉ねぎ
200g
塩
10g
乾燥米麹
50g

発酵&保存

- 20～25℃程度の室温にひと晩（8～10時間くらい）おいて、発酵させる。
- 清潔な保存容器に移し、麹が浸る程度の水（大さじ2～3）を加え、ふたをして密閉する。玉ねぎの水分が少ないときは、水を増量。
- 1日に1回混ぜ合わせ、冷蔵保存する。
- 日を追うごとに甘みととろみが増す。

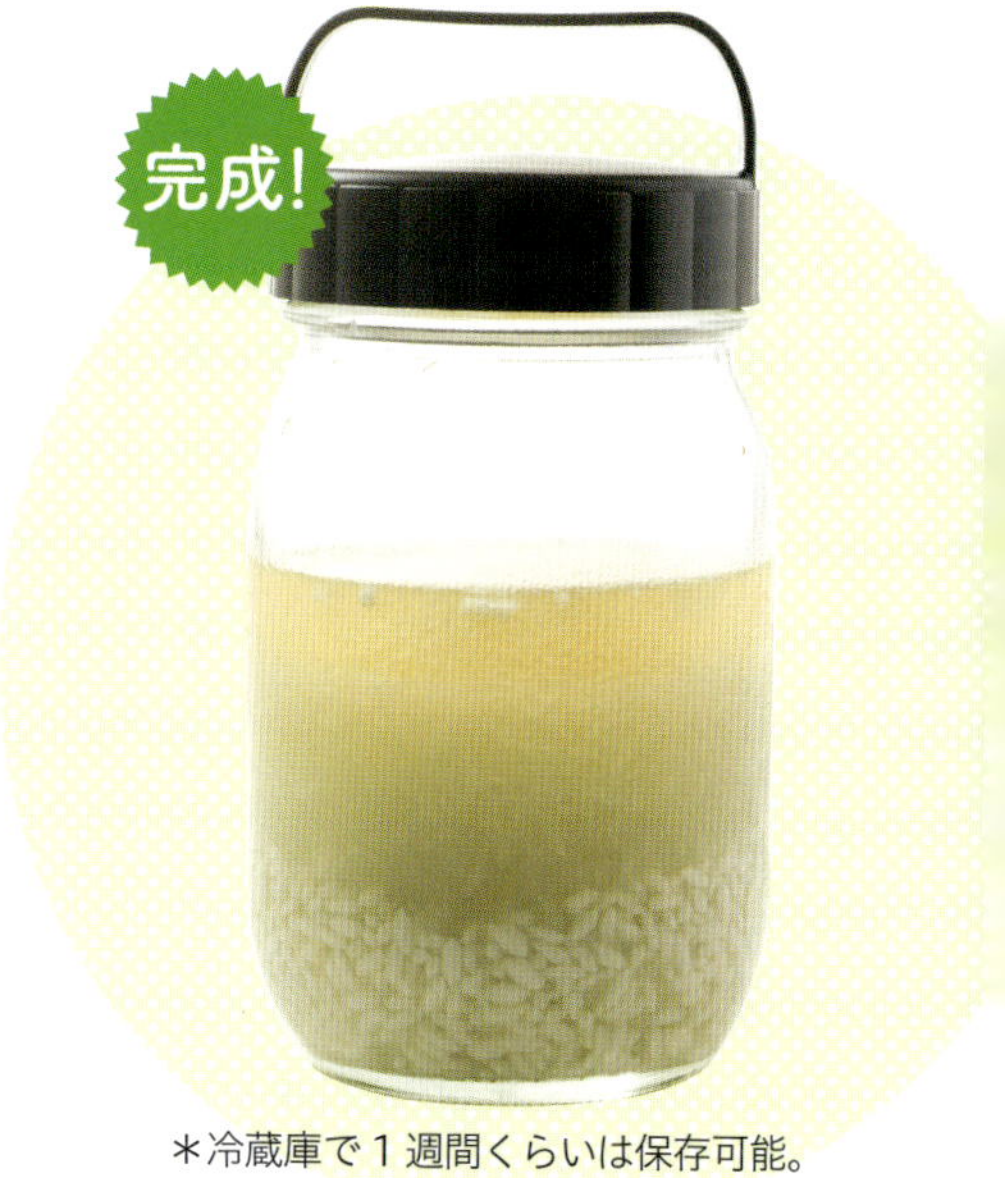

＊冷蔵庫で1週間くらいは保存可能。

にんにく麹の作り方

にんにくの香りだけでなく、うま味も米麹の効果で格段にアップします。

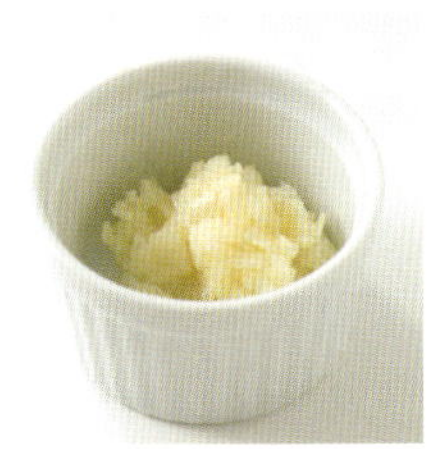

1

にんにくをすりおろす。

▼

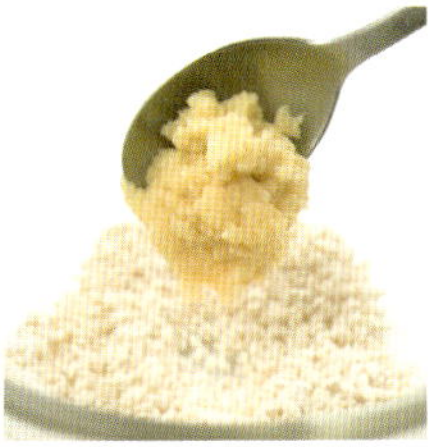

2

ボウルに米麹、塩を入れてよく混ぜ合わせ、1を汁ごと加える。

▼

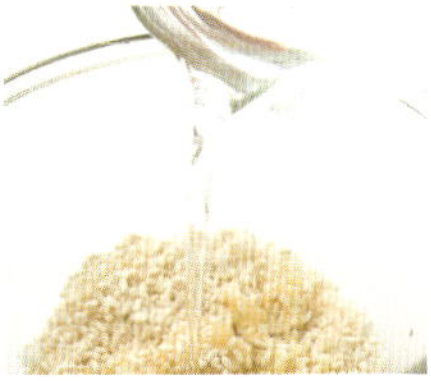

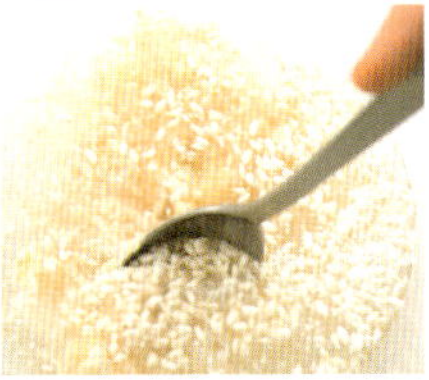

3

2に水200mlを加えてよく混ぜ合わせ、ラップをして発酵させる。室温でひと晩おいて、とろっとしたとろみがでたら完成。

材料（乾燥米麹50g分）

- 水200ml ＋水大さじ2〜3
- 乾燥米麹 50g

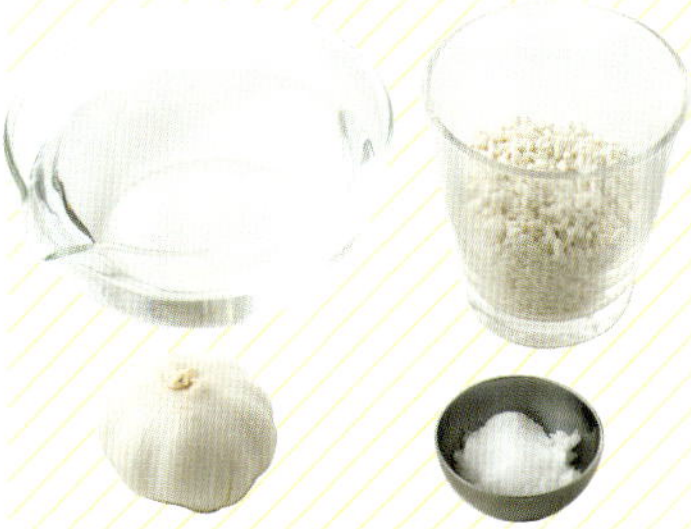

- すりおろしにんにく 20g
- 塩 10g

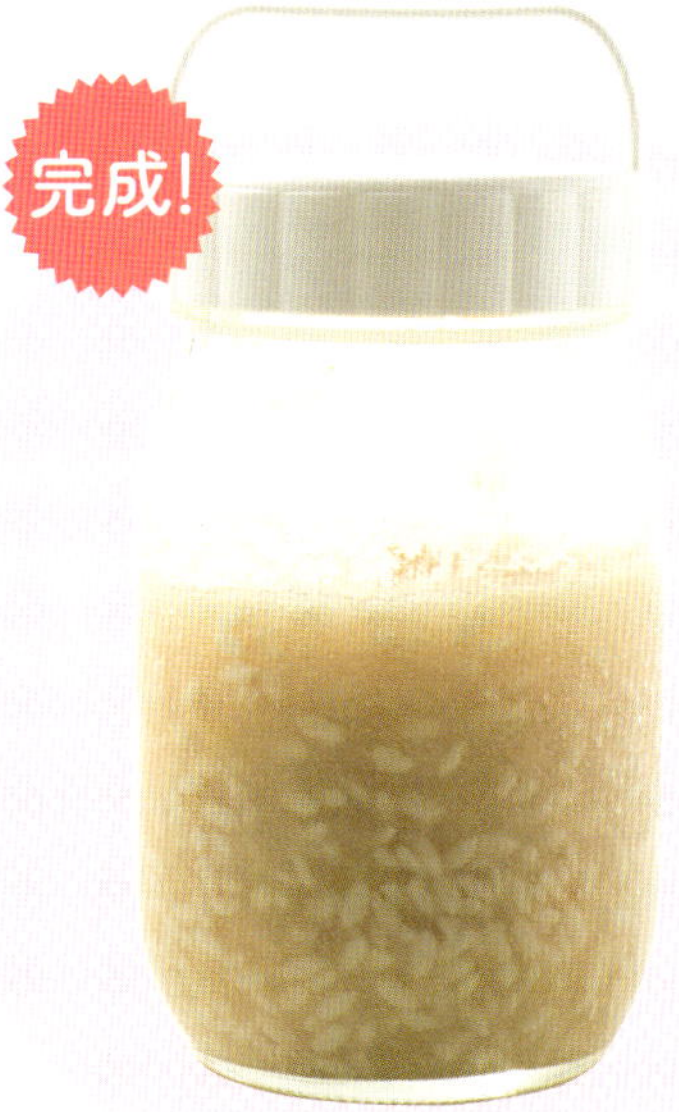

＊冷蔵庫で１週間くらいは保存可能。

発酵＆保存

- 20〜25℃程度の室温にひと晩（8〜10時間くらい）おいて、発酵させる。
- 清潔な保存容器に移し、麹が浸る程度の水（大さじ2〜3）を加え、ふたをして密閉する。
- 1日に1回混ぜ合わせ、冷蔵保存する。
- 日を追うごとに甘みととろみが増す。

しいたけ麹の作り方

ストック食材の定番、干ししいたけは、細かくくだくほどでき上がりは美味。

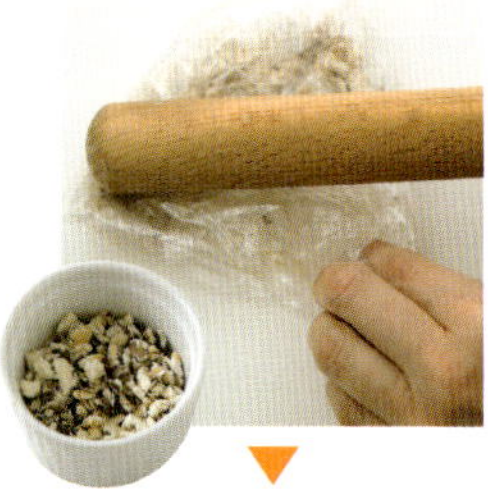

1

しいたけをビニール袋に入れ、めん棒などでたたいて細かく砕く。

▼

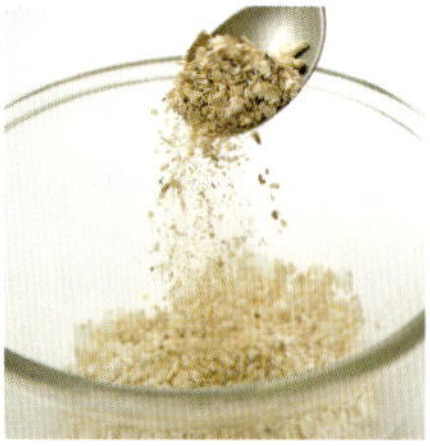

2

ボウルに米麹、塩、1を入れてよく混ぜ合わせる。

▼

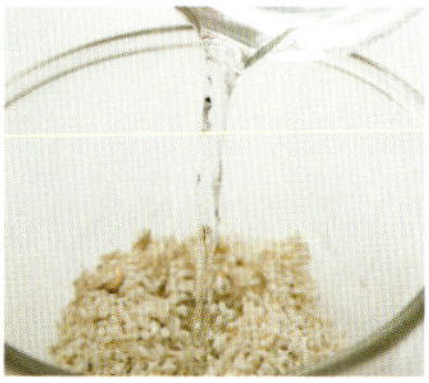

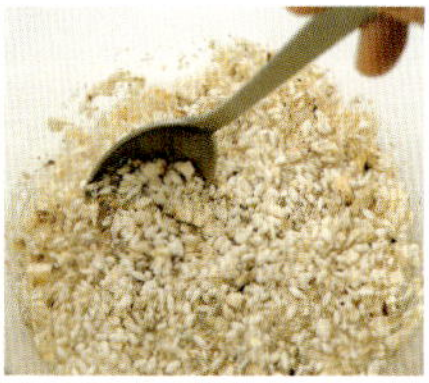

3

2に水200mlを加えてよく混ぜ合わせ、ラップをして発酵させる。室温でひと晩おいて、とろっとしたとろみがでたら完成。

材料（乾燥米麹50g分）

水200ml
＋水大さじ2～3

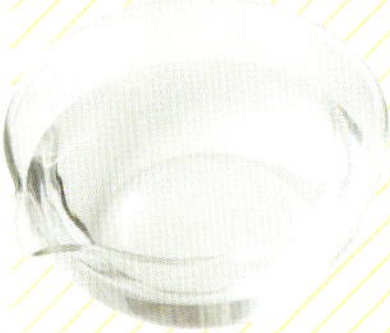

乾燥米麹
50g

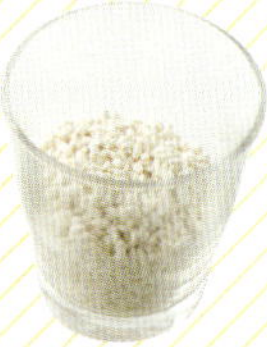

干ししいたけ
5g

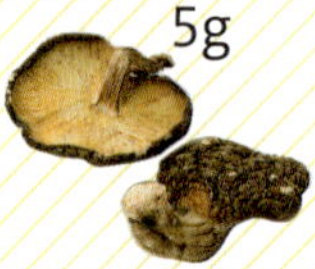

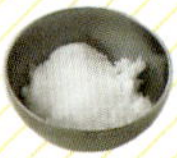

塩
10g

発酵&保存

- 20～25℃程度の室温にひと晩（8～10時間くらい）おいて、発酵させる。
- 清潔な保存容器に移し、麹が浸る程度の水（大さじ2～3）を加え、ふたをして密閉する。
- 1日に1回混ぜ合わせ、冷蔵保存する。
- 日を追うごとに甘みととろみが増す。

完成！

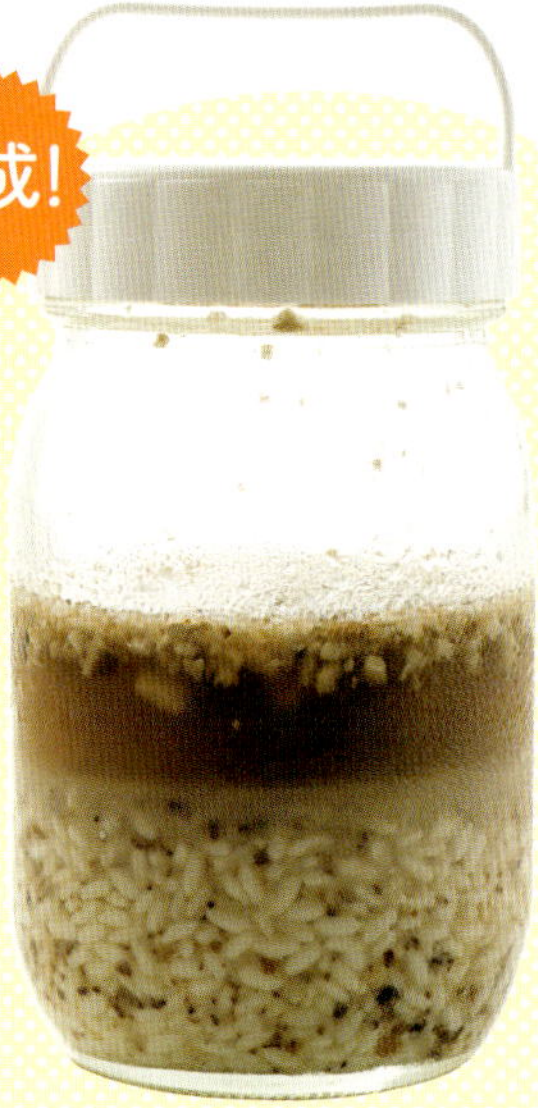

＊冷蔵庫で1週間くらいは保存可能。

「やさい麹」気になる疑問にお答えします！

Q1 つぶつぶした麹の粒や野菜の欠片を食べても大丈夫ですか？

A 大丈夫です。よく噛んで食べてください。粒が大きくて気になるときは、つぶして使ってください。

Q2 どのくらいで完成するの？

A 室温（20〜25℃程度）においてひと晩（8〜10時間）で完成します。麹が野菜となじんでとろみがでていればOK。直射日光の当たらない、極端に高温にならない場所に置いてください。

Q3 保存期間はどのくらいですか？

A 冷蔵庫で１週間ほど保存できます。密閉容器に入れ１日１回清潔なスプーンなどでかき混ぜてください。保存中も発酵が進み、甘味ととろみが増してきます。

Q4 1日どのくらいまで食べてよいですか？

A 朝・昼・晩１食あたり大さじ１〜２杯程度が適当です。塩やしょうゆの代わりに使ってください。ただし、病院に通っている方は、かかりつけのお医者さんと相談してください。

Q5 子どもも食べられますか？

A 天然素材が原料の「やさい麹」は、お子さんも安心して食べられます。野菜嫌いのお子さんにはとくにオススメ。麹の酵素の力で野菜のうま味が増してまろやかになり、食べやすくなります。

Q6 そのまま食べられますか？

A 「やさい麹」だけをそのまま単体で食べるには、ちょっと塩味が強いので、ドレッシングやたれ、しょうゆやソースなどの代わりとして、ほかの素材と合わせて召し上がってください。

こちらも オススメ！「しょうが麹」

にんにくや玉ねぎとともに、しょうがも「やさい麹」には適しています。

ただし、しょうがに含まれる成分と酵素やたんぱく質の関係で変色しやすいのが難点。でも、味や健康効果には変わりはありません。

しょうがには、よく知られているように、血行をよくするジンゲロールなどの成分が含まれ、体を温めて代謝を高める働きがあります。

しょうがと麹とを合わせて「しょうが麹」にすると、麹との相乗効果で、末梢血管まで拡げて、より血流がスムーズになります。さらに、冷え性も改善されます。

［しょうが麹の作り方］

材料

乾燥米麹 …… 50g
おろししょうが …… 20g
塩 …… 10g
水 …… 200ml

作り方

❶ボウルに米麹、塩、しょうがを汁ごと入れてよく混ぜ合わせる。
❷❶に水 200ml を加えて混ぜ、ラップをして 20 ～ 25℃程度の室温にひと晩おいて発酵させる。
❸清潔な保存容器に入れ、冷蔵庫で保存する。

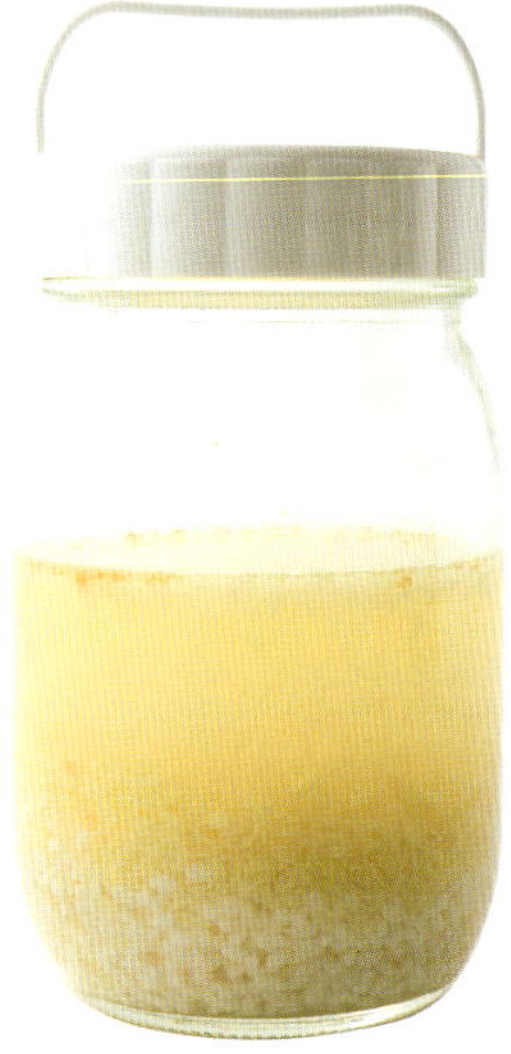

＊水の量が足りないときは、大さじ 2 ～ 3 加える。
＊酵素やたんぱく質の関係で色が変色しやすいですが、味に問題はありません。
＊1 日に 1 回混ぜながら、冷蔵庫で約 1 週間、保存可能。

第3章

やさい麹の健康効果

野菜によって「やさい麹」の
効能もそれぞれに変わってきます。
体の状態に合わせて使い分けると、
より効率的に健康効果が得られます。

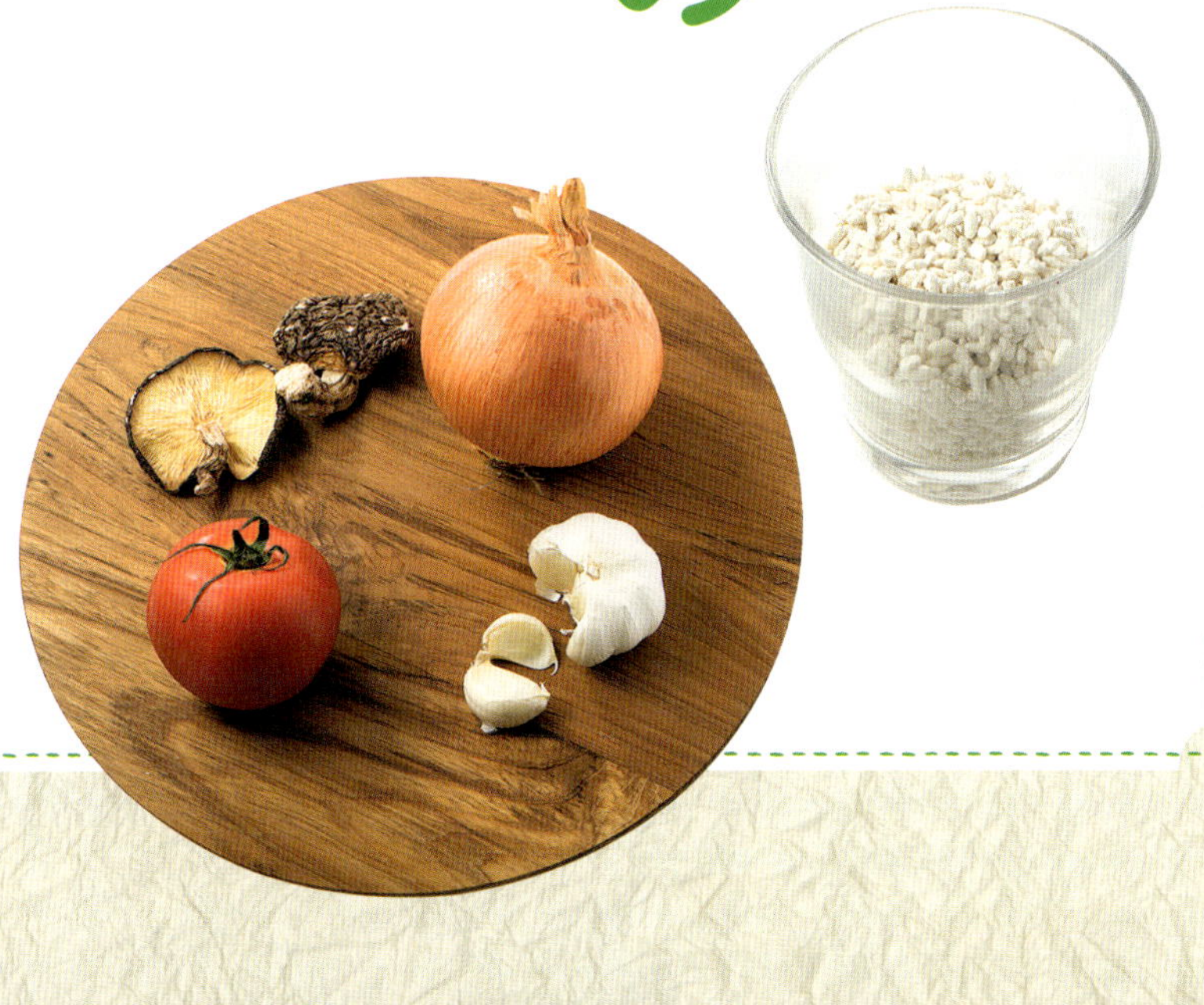

トマト麹

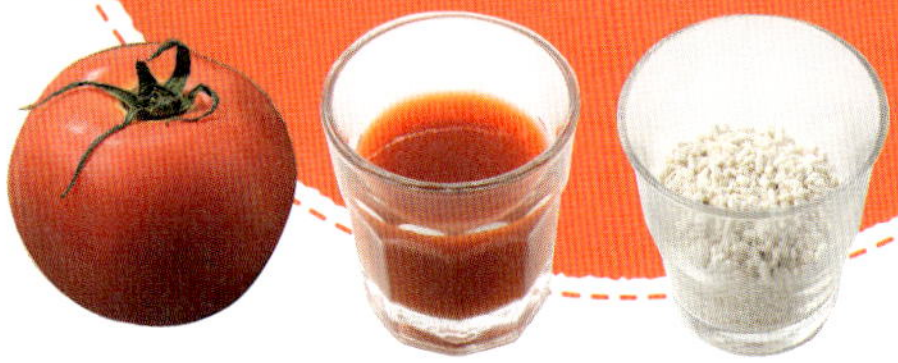

赤色系とピンク系のトマトのリコペン量の違い

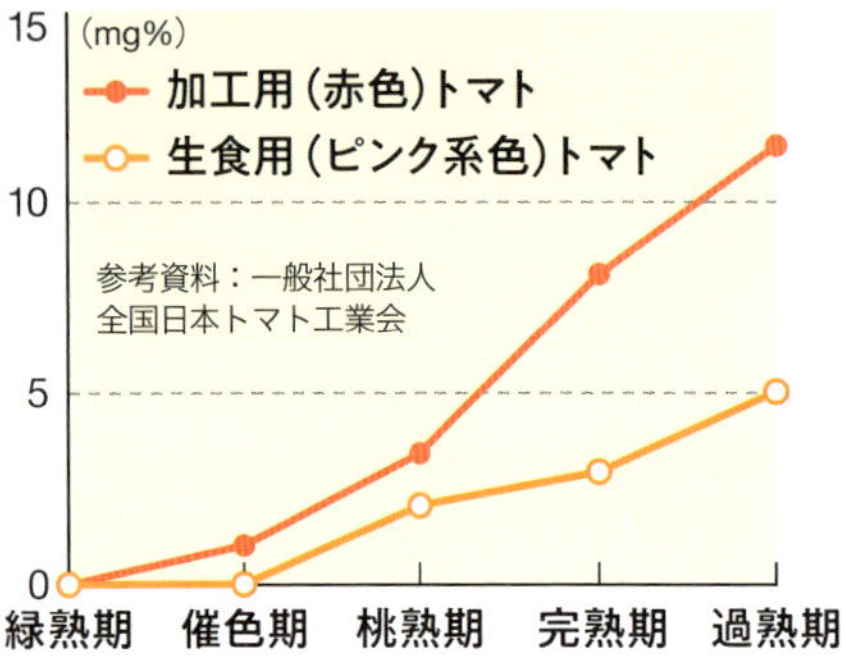

赤系トマトのリコペンの含有量は、ピンク系トマトの２倍！

リコペン豊富な赤色系トマトで、抗酸化力最強化！

トマトには、うま味成分のグルタミン酸が豊富。その真っ赤な果実には、栄養がたっぷりと詰まっていて、多くの健康効果が期待できます。

まず、**腸内環境を整えるペクチンなどの食物繊維がとにかく豊富。**塩分の体外排出を促すカリウムも含むので、血圧を下げ、むくみを防ぎます。

トマトのほどよい酸味は、クエン酸によるもの。クエン酸はミネラルの吸収やエネルギー代謝を助けます。また、コラーゲンの生成も助け、美肌効果や風邪予防に効果的なビタミンCを多く含みます。ほかにもトマトには、老化を抑制する働きをもつビタミンEも豊富。

トマトの赤い色素成分はβ-カロテンの仲間で、カロテ

トマトの代表的栄養素

- ペクチンなどの食物繊維
- β-カロテン
- リコペン
- カリウム
- ビタミンC
- ビタミンE

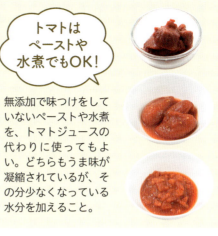

トマトはペーストや水煮でもOK！

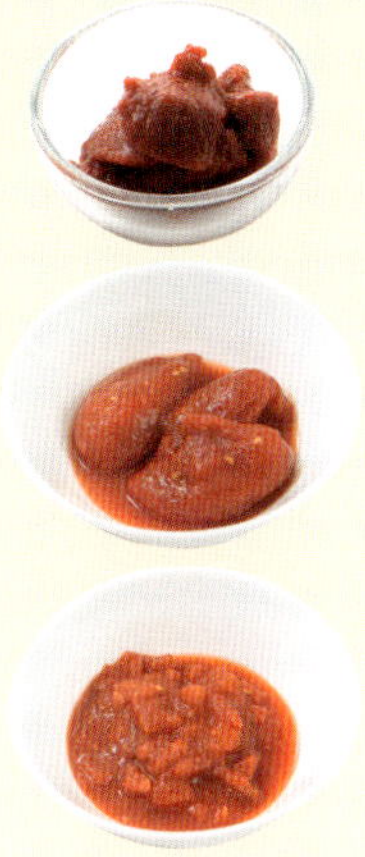

無添加で味つけをしていないペーストや水煮を、トマトジュースの代わりに使ってもよい。どちらもうま味が凝縮されているが、その分少なくなっている水分を加えること。

ノイドの一種であるリコペンです。これには高い抗酸化力があり、動脈硬化予防や抗炎症作用があります。

じつは普段サラダや料理で食べているトマトは、ピンク系トマトと呼ばれるものがほとんど。一方でトマトジュースや水煮、ペーストなどの加工品の原料となるトマトは、赤色系トマトです。色素の違いはリコペン量の差にもなり、トマトが完熟期から過熟期になると、**リコペンの含有量は、赤系トマトはピンク系トマトの倍量**にもなるのです。

赤色系トマトを使った加工品には、主にトマトジュースやペースト、水煮などがあり、ソースや煮物、ドリンクなどのベースに使われます。

できればリコペンに富む赤系トマトを効率よく、摂取したいと考案したのが「トマト麹」です。そのため「トマト麹」には、生のトマトよりリコペン量が豊富なトマトジュースを使用します。健康促進もかなえたいので、加工品は無添加、無塩を使うのは鉄則です。

麹と合体

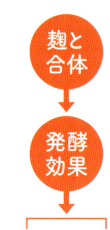

↓

発酵効果

↓

【トマトの栄養も味も高める、麹の発酵効果】

トマトはβ-カロテンやその仲間であるリコペン、ビタミンCやEなどとともに、ミネラルや食物繊維も含みます。これらをより効率よく体にとり入れるには、米麹と合わせて発酵させた「トマト麹」にするのがおすすめです。

米麹に含まれるポリフェノールは、トマトのリコペンと同じように、高い抗酸化作用をもち、生活習慣病予防に効果を発揮します。またビタミン類やミネラルを補うこともできます。

人間が生きていくうえでなくてはならない酸素ですが、同時に細胞を酸化させ、老化や動脈硬化、がんなどの生活習慣病や老化を引き起こす一因にもなります。それを防ぐのが抗酸化作用で、食事で予防や改善するには、麹の発酵パワーに加えて、トマトのリコペンなどの栄養素を合わせて発酵させた「トマト麹」を食事にとり入れると効率的です。

また**「トマト麹」は、トマトの食物繊維と米麹の善玉菌の働きで、腸内環境を活性化**

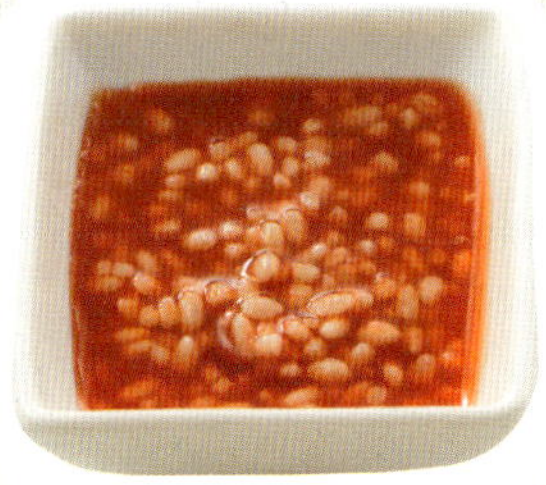

発酵効果

- 腸内環境を改善、排便をスムーズに、自律神経も整える
- 免疫力アップで風邪の予防も
- 抗酸化作用で生活習慣病や老化予防
- 水分や塩分排出で、高血圧予防やむくみ改善
- 疲労回復効果
- 脂肪燃焼　　など

して改善していきます。そのため便秘解消、免疫力アップなどにもつながります。自律神経のバランスを整えるのにも有効です。

　このダブルの働きは抗酸化作用以外に、トマトのビタミンCやE、カリウムなどの吸収を高めるので、疲労回復や美肌、血圧を下げるなどの効果アップが期待できます。

　またトマトの果汁は、脂肪を燃焼させるリノール酸が含まれていることで、最近注目されています。ですから「トマト麹」を、低糖質で高たんぱく質の肉や魚介、大豆製品と組み合わせると、無理なくリバウンドなしのダイエット効果も期待できます。

「トマト麹」は、トマトのうま味をより感じられるのも、魅力。料理を作るのが面倒なときは、豆腐や納豆、生野菜にかけるだけでOKの、手軽な健康調味料でもあります。

玉ねぎ麹

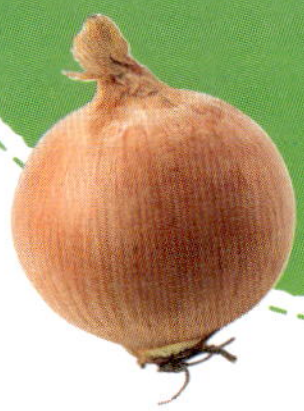

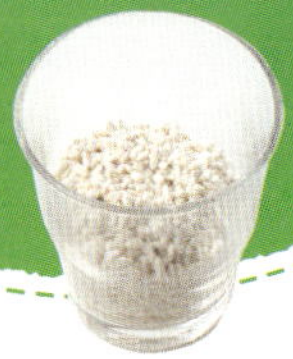

玉ねぎの代表的栄養素

- 最強のポリフェノール
ケルセチン
- 硫化アリル（アリシン）
- ビタミンC
- オリゴ糖　　　など

ケルセチンと麹菌で、血行促進と老化防止

玉ねぎにはフラボノイドの一種、ケルセチンという成分があり、ポリフェノールの中でも強力な抗酸化力をもつ成分です。これには血糖値の急上昇も抑え、脂肪を蓄えにくい体質にする効果があります。

ケルセチンは、骨の形成を活性化させる効果があることでも注目されています。また**ケルセチンには、ビタミンDの吸収を高める効果**もあるので、腸内でのカルシウムやリンの吸収を促し、筋肉強化、認知機能の向上なども期待大。両方の働きで、骨粗しょう症の予防につながります。

玉ねぎの辛み成分やにおいのもととなる硫化アリルは、空気にふれるとチオスルフィネートという刺激成分に変わります。この**刺激成分が、血管を広げて血行や血流を促進**

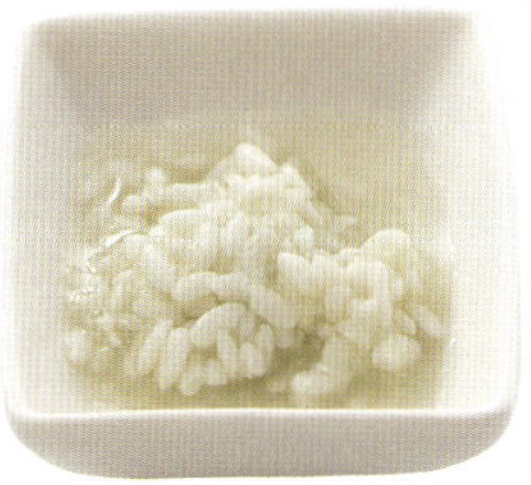

発酵効果

- 腸内環境改善
- 自律神経を整える
- 血管を広げて血行や血流を促進
- 抗酸化作用
- 血糖値の急上昇も抑える
- 脂肪を蓄えにくい体に
- 代謝や免疫力アップ
- 疲労回復
- 悪玉コレステロール減少　　など

し、代謝や免疫力が高まります。これにケルセチンやビタミンCが加わると、さらに血管は強化されます。体温も上昇するので、ダイエット効果も期待できます。

玉ねぎはすりおろすことで、よりチオスルフィネートに変わりやすい状態になります。健康効果を高めるには、おろし玉ねぎが最適です。

玉ねぎにも米麹にも抗酸化作用があるので、「玉ねぎ麹」にすると、いっそう効果が高まります。また玉ねぎと麹の相乗効果で、互いのもつビタミン吸収を促進し合い、疲労回復に役立ちます。

さらに玉ねぎも米麹にもオリゴ糖が多く含まれるので、腸内環境が改善、自律神経を整える効果も。血液中の善玉コレステロールを増やし、悪玉コレステロールの減少にも役立ちます。

「玉ねぎ麹」は、血管の強化と血流促進、そして体を老けさせない、体においしい健康調味料です。

にんにく麹

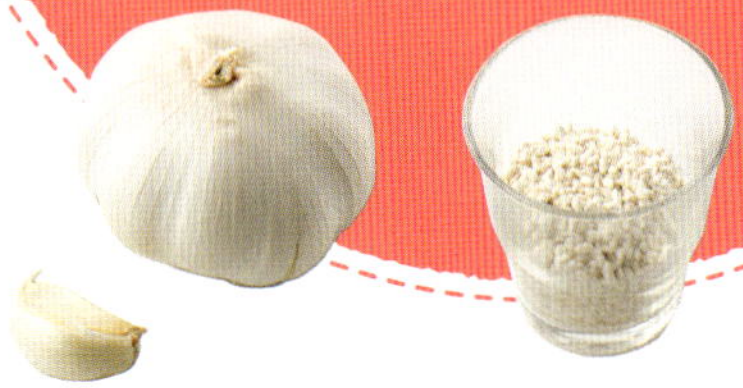

にんにくの代表的栄養素

- 硫化アリル（アリシン）
- スコルジニン
- ニンニクレクチン

香りと辛み成分で、血行や免疫力アップ

香味野菜やスタミナ野菜としてもおなじみの、にんにく。とはいえ、1食で摂取できるにんにくの量では、三大栄養素である炭水化物、タンパク質、脂質、そしてビタミンやミネラル類、食物繊維は多くありません。

しかし、にんにくには「非栄養性機能物質」という、栄養成分とは異なる物質があります。これは従来の栄養素ではありませんが、薬効作用が期待できるというもの。アリシンとスコルジニン、ニンニクレクチンなどのことです。

アリシンはにんにくの辛味成分の硫化アリルの一種で、末梢の血管を拡張させる働きをもちます。

またビタミンB_1の吸収を高める働きもあり、疲労回復や滋養強壮などをサポートします。ビタミンB_1は本来、水溶

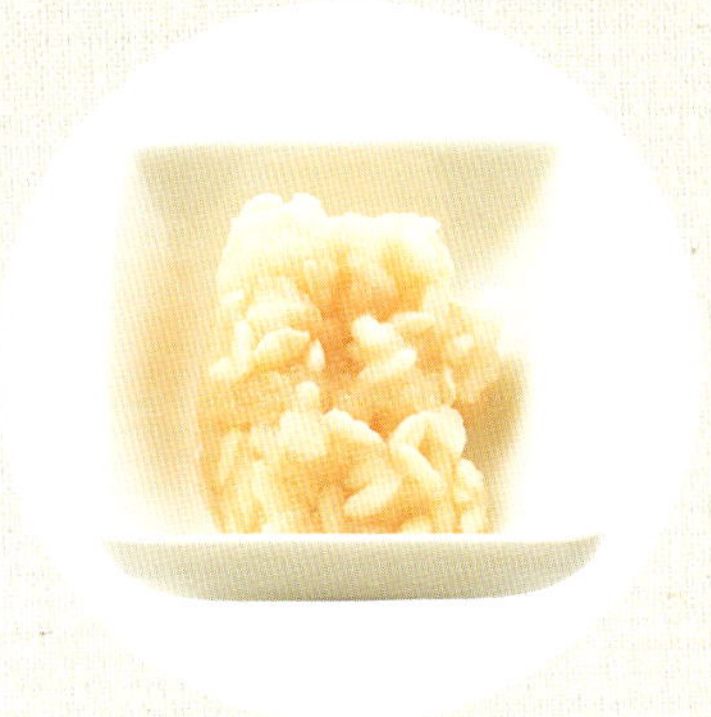

発酵効果

- 抗菌、殺菌、解毒作用
- ビタミンB1の吸収を高める
- 血栓を作りにくくする
- 抗酸化作用でアンチエイジング
- 滋養強壮
- 疲労回復
- 冷え性改善
- 風邪の予防
- 胃液の分泌を促進して、食欲増進

性ビタミンですが、アリシンと合わさると油に溶ける性質に変わり、腸から吸収されやすい状態になります。

ビタミンB1は、麹菌に豊富な栄養素です。ですから米麹と合わせた「にんにく麹」で摂取すると効率的です。

スコルジニンは無臭の成分で、消化促進作用、新陳代謝促進、脂肪の蓄積予防、コレステロール値の低下といった働きがあります。

結果として「にんにく麹」をとると、疲労回復、食欲増進、抗酸化作用、美肌効果、冷え性改善、抗菌作用、血栓予防、さらには抗がん作用も期待できます。

また**ニンニクレクチンという成分は、腸の中の免疫を活性化し、腸内環境を整備。腸内の免疫を活性化**することで、免疫力をアップさせます。

にんにくやしょうがを麹に合わせると、青紫色に変色することも。これは野菜のチロシンがチロシナーゼに反応するからです。成分にも味にも、問題はありません。

しいたけ麹

しいたけの代表的栄養素

- ビタミンD
- レンチナン（β-グルカンの一種）
- 食物繊維

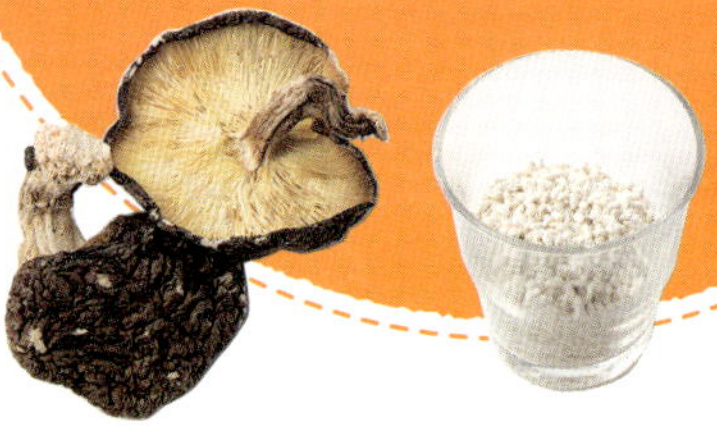

うま味も摂取効率も発酵させた麹菌でUP

しいたけには、ほかの野菜には含まれていないビタミンDが豊富。ビタミンDはカルシウムの代謝を促し、吸収率を高めて歯や骨を丈夫にします。カルシウム不足になると、イライラや不眠などを招く原因に。

また**ビタミンDは、腸内環境や腸管免疫機能を調節する効果**もあります。腸の調子が整うと、ウイルスや細菌に対して必要な免疫機能が働くため、花粉症などのアレルギー症状の緩和が期待でき、自律神経も整います。

とくにしいたけを日光に当てて乾燥させると、紫外線を浴びることで「エルゴステロール」という成分が、ビタミンDに変わり、その量は増加。干ししいたけは、生しいたけの約10倍も多くなります。

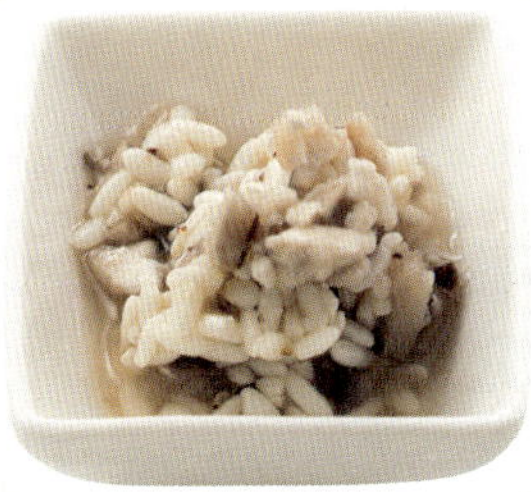

発酵効果

- 免疫力アップ
- カルシウムの吸収促進で、骨粗しょう症予防
- イライラや不眠解消
- 腸内環境整備で腸疾患や便秘改善
- 自律神経のバランス調節
- 花粉症などのアレルギー症状緩和
- 血糖値上昇の抑制

しいたけは**食物繊維も多く含み、生に比べて、干したほうが、ビタミンDは約10倍も豊富。**食物繊維は消化されずに大腸まで達し、コレステロールや発がん物質など、腸内にたまった有害物質をスムーズに排出して、腸内環境を整えます。便秘の予防はもちろん、血糖値上昇の抑制、腸疾患の予防などの効果があります。

またβ-グルカンの一種レンチナンは、リンパ球やナチュラルキラー細胞（ＮＫ細胞）などの活性力を高める働きをするとともに、がん細胞増殖の抑制にも効力を発揮します。

干ししいたけのうま味は「グアニル酸」、香りは「レンチオニン」という成分。グアニル酸は、しいたけの細胞の中にあるので、干したりくだいたりして、細胞膜を壊すことで、うま味は抽出されます。

グアニル酸と米麹のアミノ酸が溶け合うと、極上のうま味に。さらに**米麹と合わせるとより腸内環境が整って善玉菌が増え、酵素パワーでビタミンDの吸収も高まります。**

column 2

香りも楽しむ！「ハーブ麹」

お好みのハーブと麹を合わせるのが「ハーブ麹」です。香りをプラスすると、さらにワンランク上の調味料として楽しめます。

ハーブはお好みの風味でOKですが、ホール状よりもクラッシュタイプや粉状のもののほうが、風味が早く浸透します。

ハーブは生よりも乾燥のほうが、保存がきくので、長期間使えます。

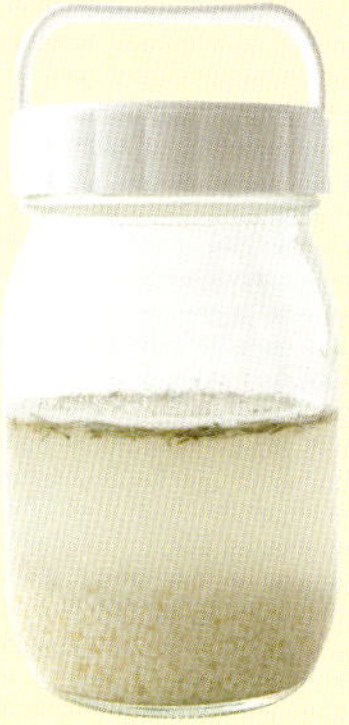

[麹に合う、万能ハーブ]

ハーブの中でも作っておくと応用範囲の広い3品をご紹介します。洋風だけでなく、和食や中華、エスニック料理にも合います。

材料

フレッシュハーブ
（ローズマリーやタイムなど）……… 2g
米麹 ……… 100g
水 ……… 200ml
塩 ……… 10g

作り方

ほかの「やさい麹」と同様に、材料を混ぜ合わせて発酵させる。

＊清潔な保存容器に移し、冷蔵庫で約１週間、保存可能。

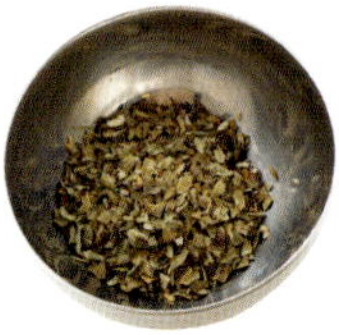

バジル

しそに似たさわやかな香りが特徴。イタリアンにはかかせないハーブ。ソースやパスタの香りづけなどに。

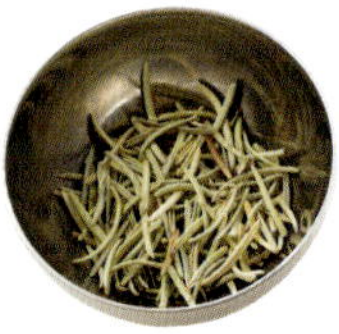

ローズマリー

ほろ苦さと松やにのような独特な香りは、肉料理や煮込み料理に最適。麹と合わせるのは、松葉状の葉の部分。

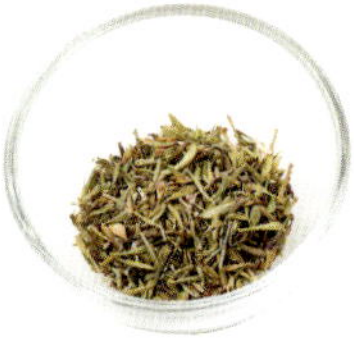

タイム

すがすがしい香りとかすかな辛みをもつ、上品な風味のハーブ。肉と魚料理どちらにも合い、臭み消しの効果も。

第4章

毎日おいしく元気ごはん
「やさい麹」健康レシピ

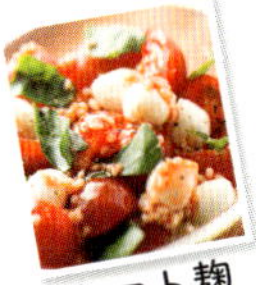
トマト麹

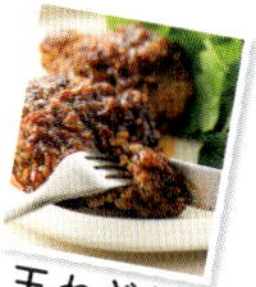
玉ねぎ麹

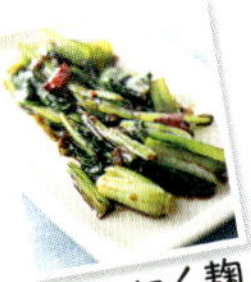
にんにく麹

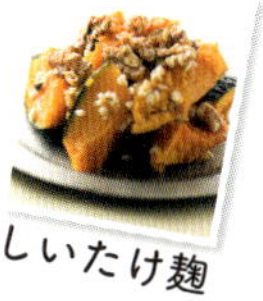
しいたけ麹

食べるくすり「やさい麹」を毎日の食事に取り入れて、おいしく食べて健康に。子どもからお年寄りまで食べやすい、和洋中エスニック…豊富なメニューをご紹介します。

調理時のmemo

- 小さじ 1=5mℓ、5cc、大さじ 1=15mℓ、15cc、200mℓ =1 カップ、200ccです。
- 火加減は、とくに指定がない場合は中火です。
- 分量は作りやすさを優先し、レシピによって個数表記、g 表記などがあります。
- 材料で「適量、お好みで」と表記している部分は、ご自身の作りやすい分量、食べられる分量で調整してください。
- フライパンはフッ素樹脂加工のものを使用しています。
- 電子レンジの加熱時間は、600W の場合の目安です。500w は加熱時間を 2 割増しにしてください。また機種によって差があるので、様子を見ながら加熱してください。
- オーブン、オーブントースターは 1000W のものを使用。機種により多少焼き上がり時間が異なります。様子を見ながら加熱してください。
- 野菜類はとくに指定のない場合、洗う、皮をむくなどの作業をすませてからの手順を説明しています。

「やさい麹」を使って
上手に 減塩生活！

「やさい麹」には保存性を高めるために、塩分が含まれます。
「やさい麹」を味付けの主役において、
食材を組み合わせれば、おいしく減塩が叶います。

味つけの主役は「やさい麹」で

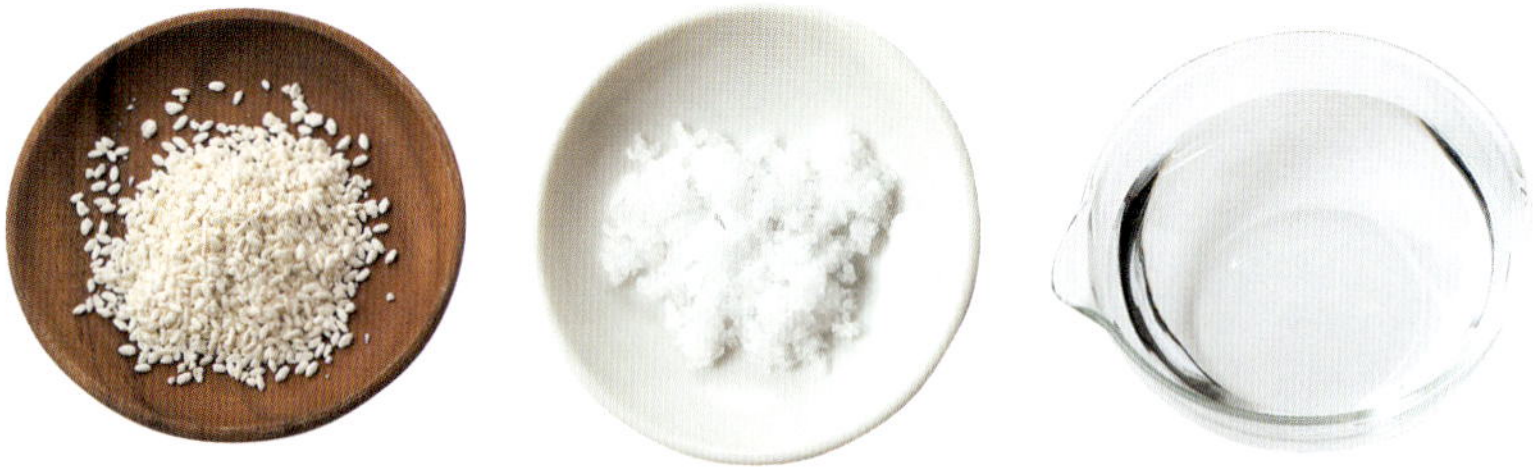

調味料は、塩分を考えて調整！

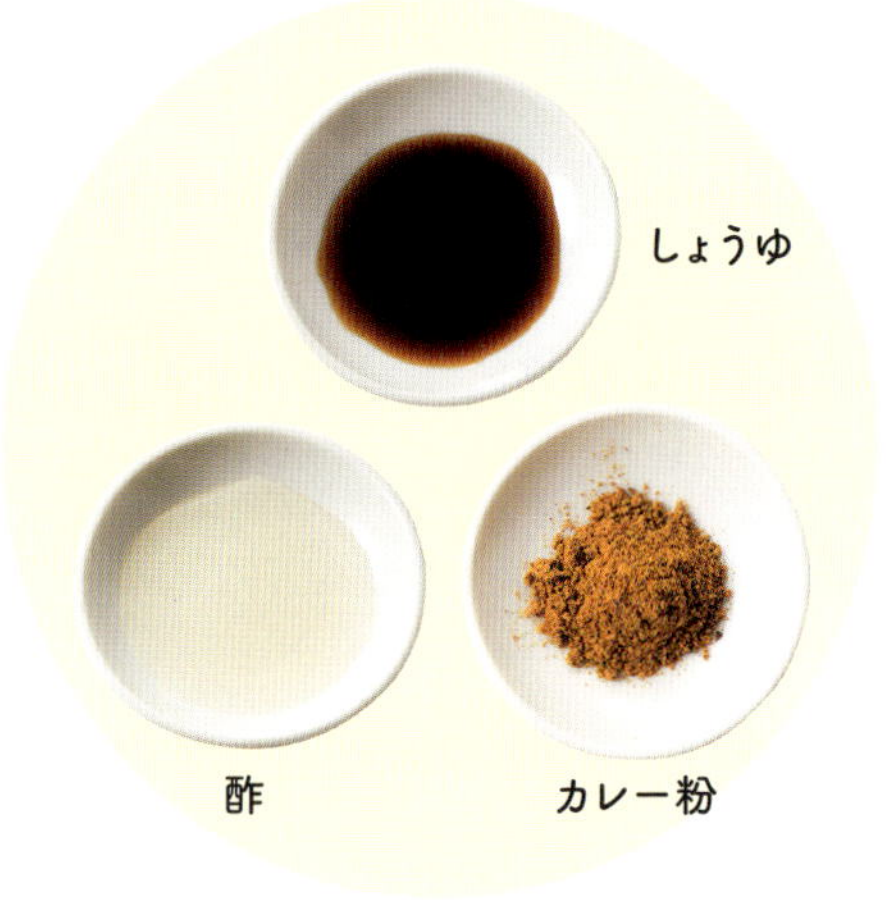

「やさい麹」には、保存性を高めるために塩分が含まれます。発酵が進むにつれて甘みが加わるので、ややマイルドになりますが、「やさい麹」だけでも塩分は十分。できれば余分な塩分は加えず、スパイスや酢の酸味で料理に奥行きを出しましょう。しょうゆを加える際は、香りづけ程度に。

野菜に栄養とうま味をプラス

やさい麹＋野菜でさらにパワーアップ

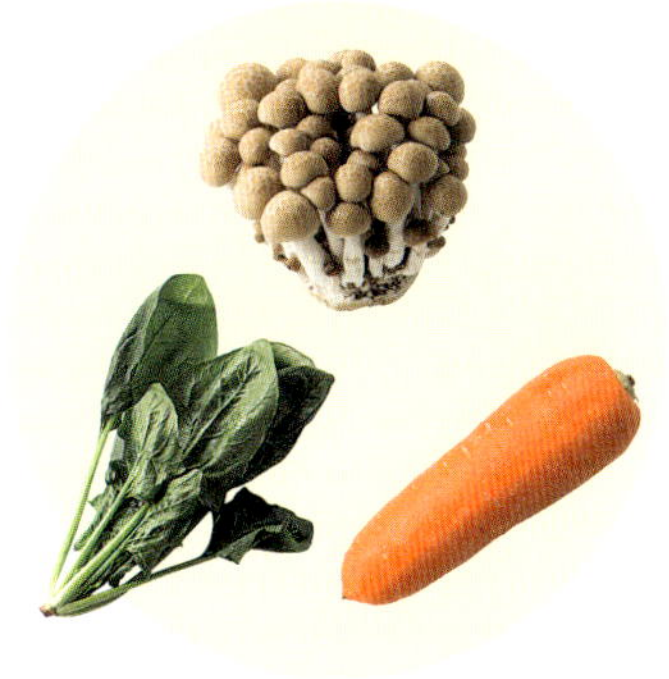

「やさい麹」は野菜やきのこ、海藻とも相性抜群。ドレッシングやタレとして、そのままかけたりつけたりして使えますし、料理の味付けに使っても。野菜の栄養素をダブル・トリプルで体に取り入れましょう。一層健康効果の高いメニューになります。

「やさい麹」で素材の味をひき出して楽しむ

肉や魚介、大豆製品など塩分のないたんぱく質を

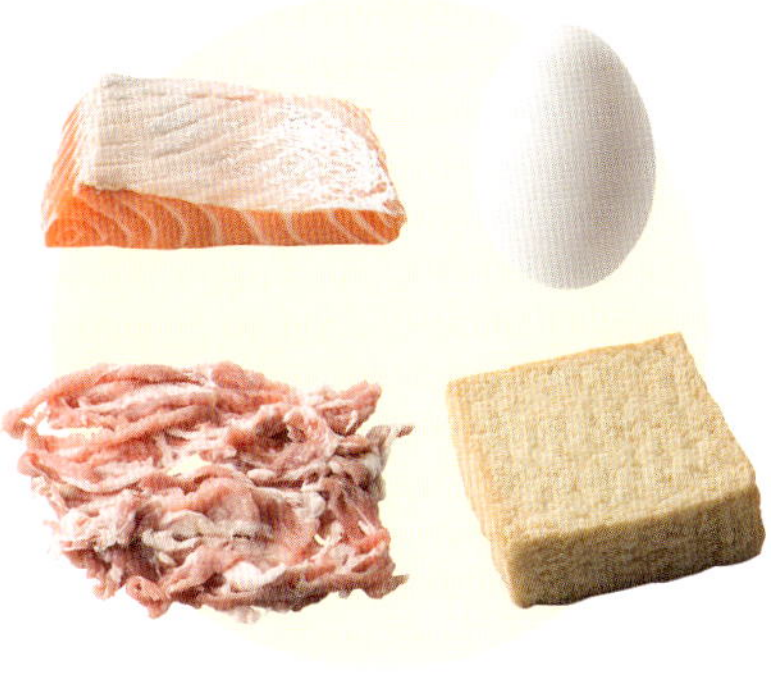

「やさい麹」に肉や魚介などのたんぱく質を合わせると、麹の酵素が働いてとてもやわらかくジューシーになります。肉や魚介の加工品は、すでに塩分を含んでいるためなるべく避けるようにしましょう。またできるだけ淡白な味わいのほうが、より「やさい麹」のおいしさを感じることができます。

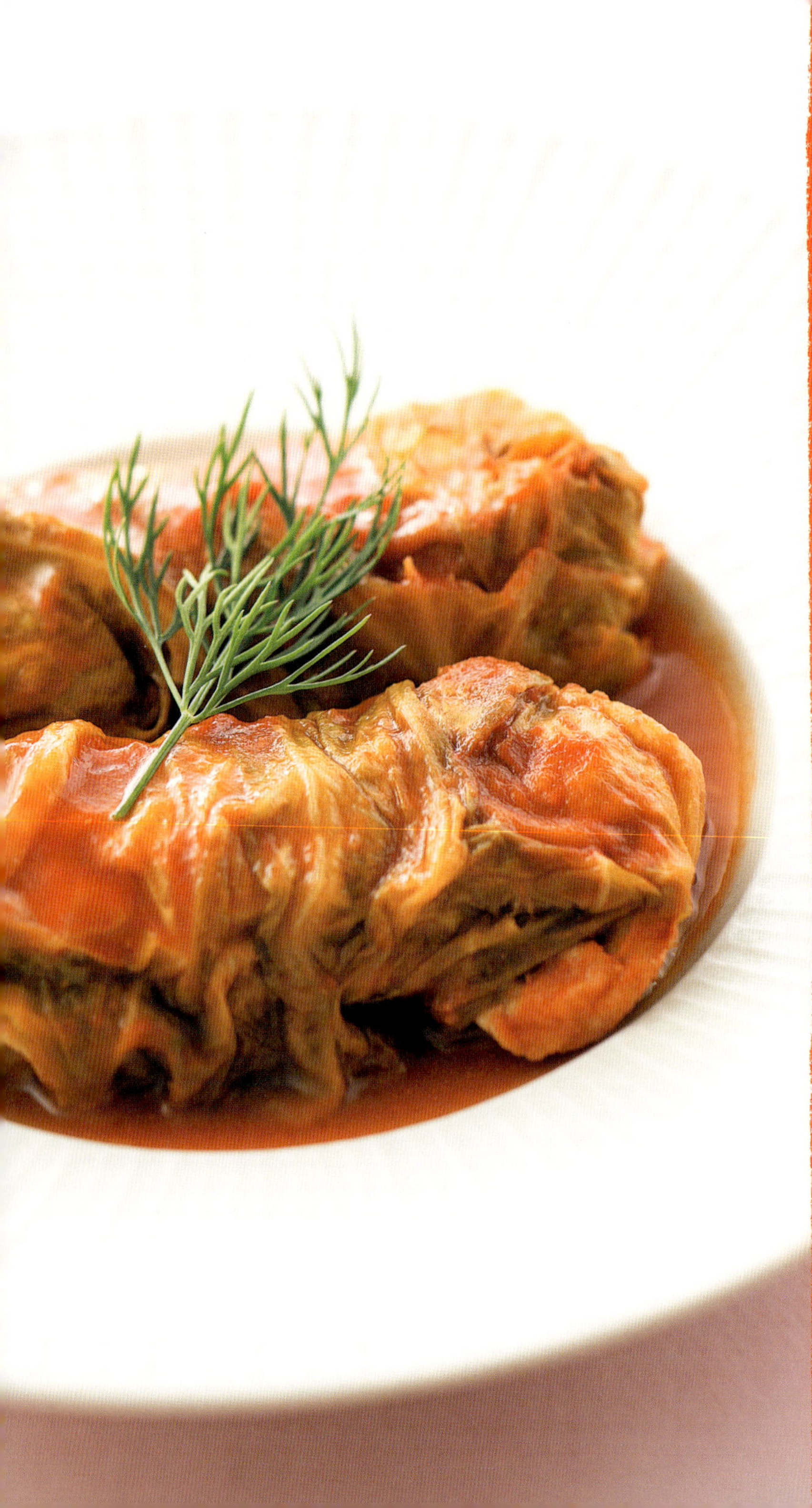

トマト麹レシピ

トマト麹の栄養成分は、
食べるほどに健康効果をアップします。
加えるだけで味が決まる、うま味も魅力！

疲労回復 健胃・整腸
新陳代謝促進 美肌

豚肉とビタミン B_1 や B_2、
トマトのリコペンで疲労回復！

キャベツの豚肉ロール

材料（2人分、4個分）

トマト麹……大さじ2
キャベツ……大4枚
豚ロース薄切り肉……240g
A
にんにく……1かけ
トマトジュース（無塩）……100cc
白ワイン……50cc
こしょう……適量
あればディルなどのハーブ……少々

作り方

1 ボウルに豚肉を入れ、トマト麹を加えてもむ。
2 キャベツを熱湯でゆで、芯の部分をそぎ取る。
3 2を広げて1の1/4量をのせ、キャベツで巻いて包む。残りも同様に。
4 鍋に3の巻き終わりを下にして入れ、Aを加える。落しぶたをして20分くらい弱火で煮る。
5 器に盛り、あればハーブを飾る。

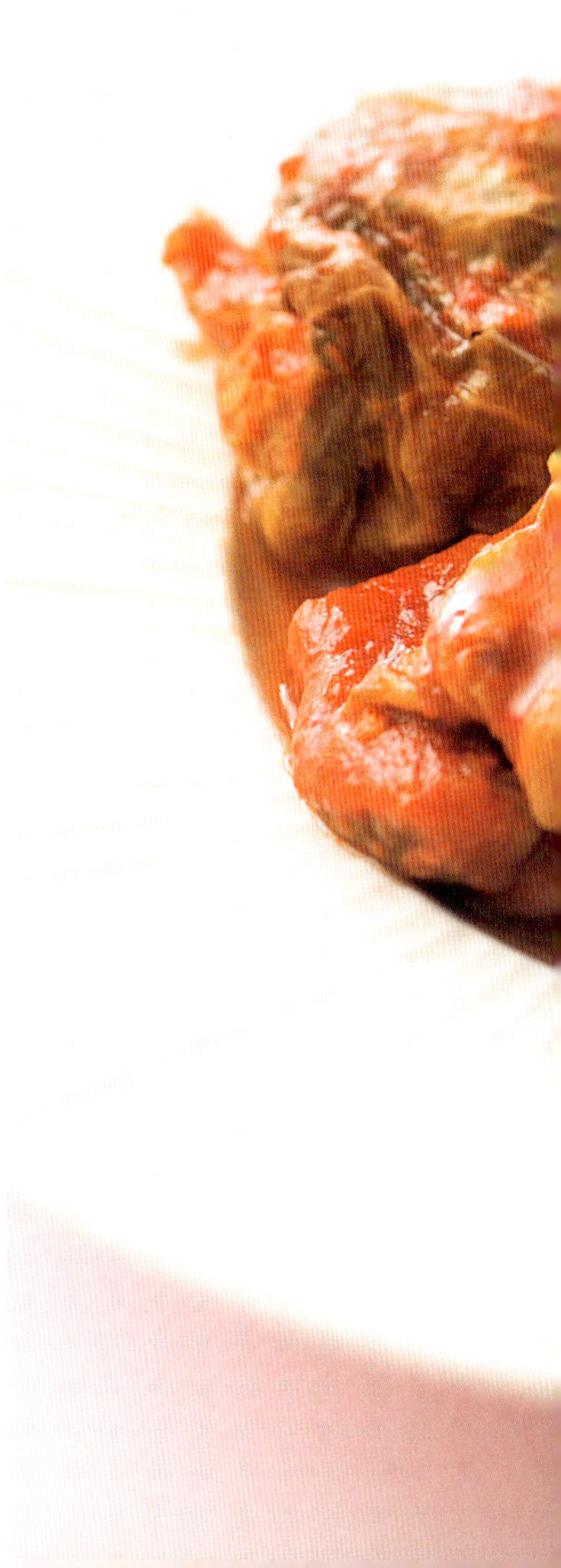

point

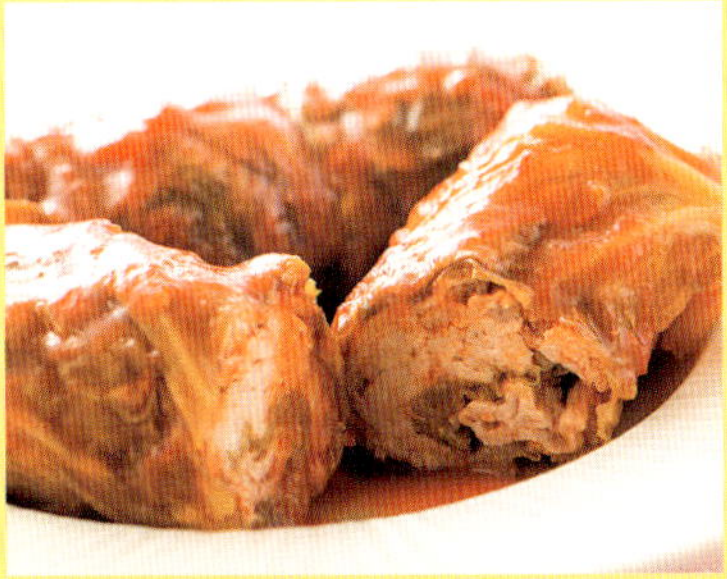

麹の分解酵素で豚肉が、驚くほどやわらかく。巻いたキャベツがぴったり収まる鍋で煮ると、煮崩れせず、煮汁が中までしっかりしみ込みます。トマト麹の塩分だけでも十分おいしい！

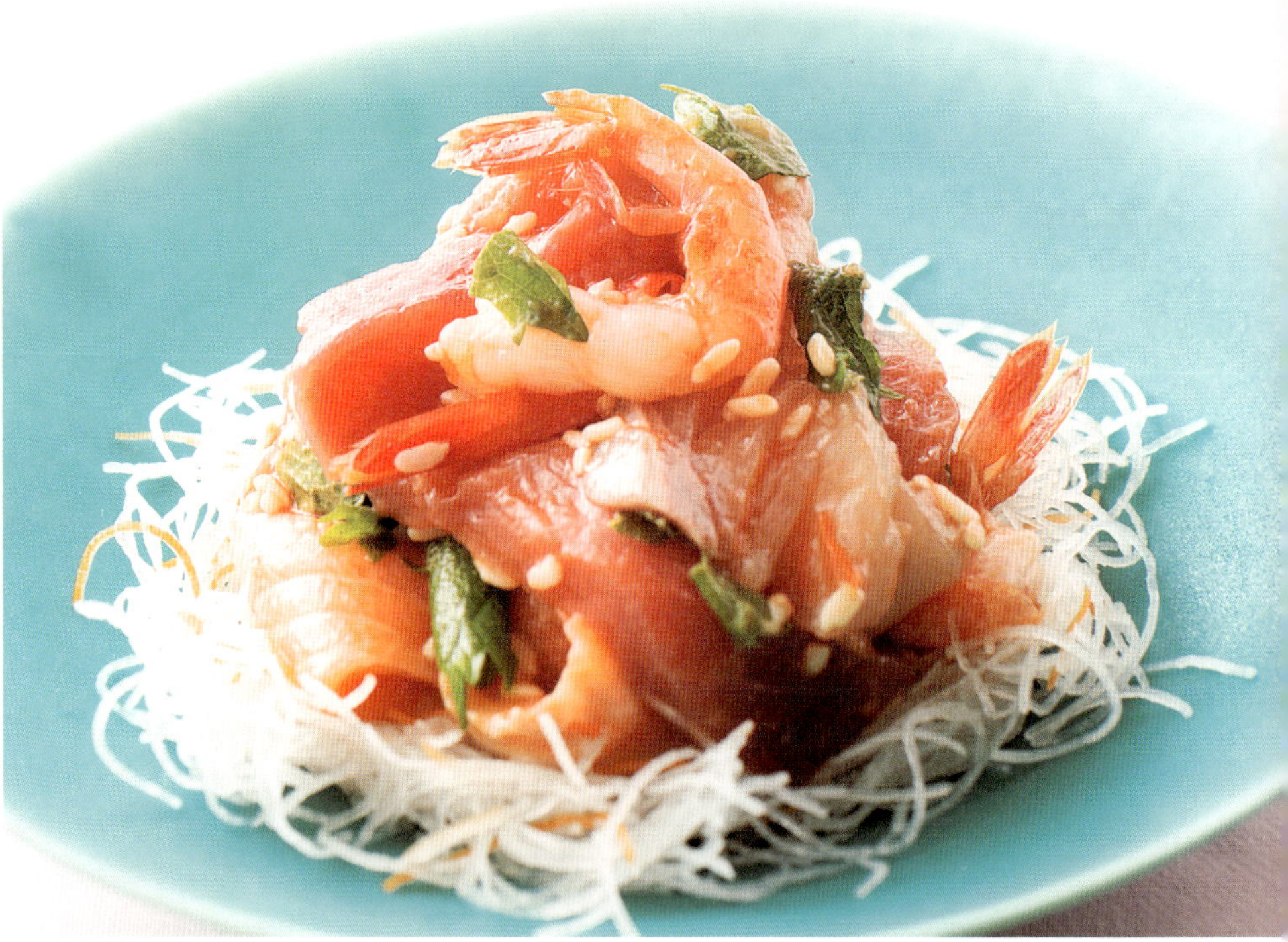

低糖質低カロリーの刺身をトマト麹であえて

刺身のトマト麹漬け

消化促進　貧血改善　アンチエイジング　ダイエット

材料（2人分）

トマト麹 …… 大さじ3
お好みの刺身 …… 400g
大根 …… 適量
にんじん …… 適量
青じそ …… 適量

作り方

1 刺身をボウルに入れ、トマト麹と混ぜ合わせておく。
2 大根、にんじんはせん切り、青じそは適当な大きさにちぎる。
3 皿に2を盛り、1をのせる。
＊野菜は洗った刺身のつまを使ってもOK。

point

鮮魚や生野菜にトマト麹を加えると、消化吸収が高まり、代謝も活発に。消化酵素は熱に弱いので、生の状態で食べるのがオススメ。

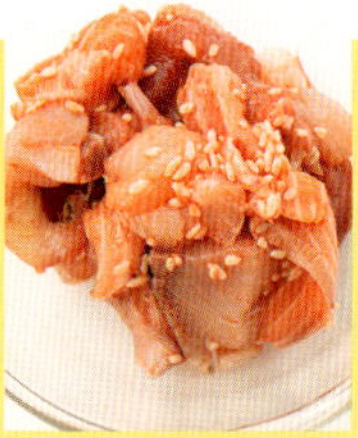

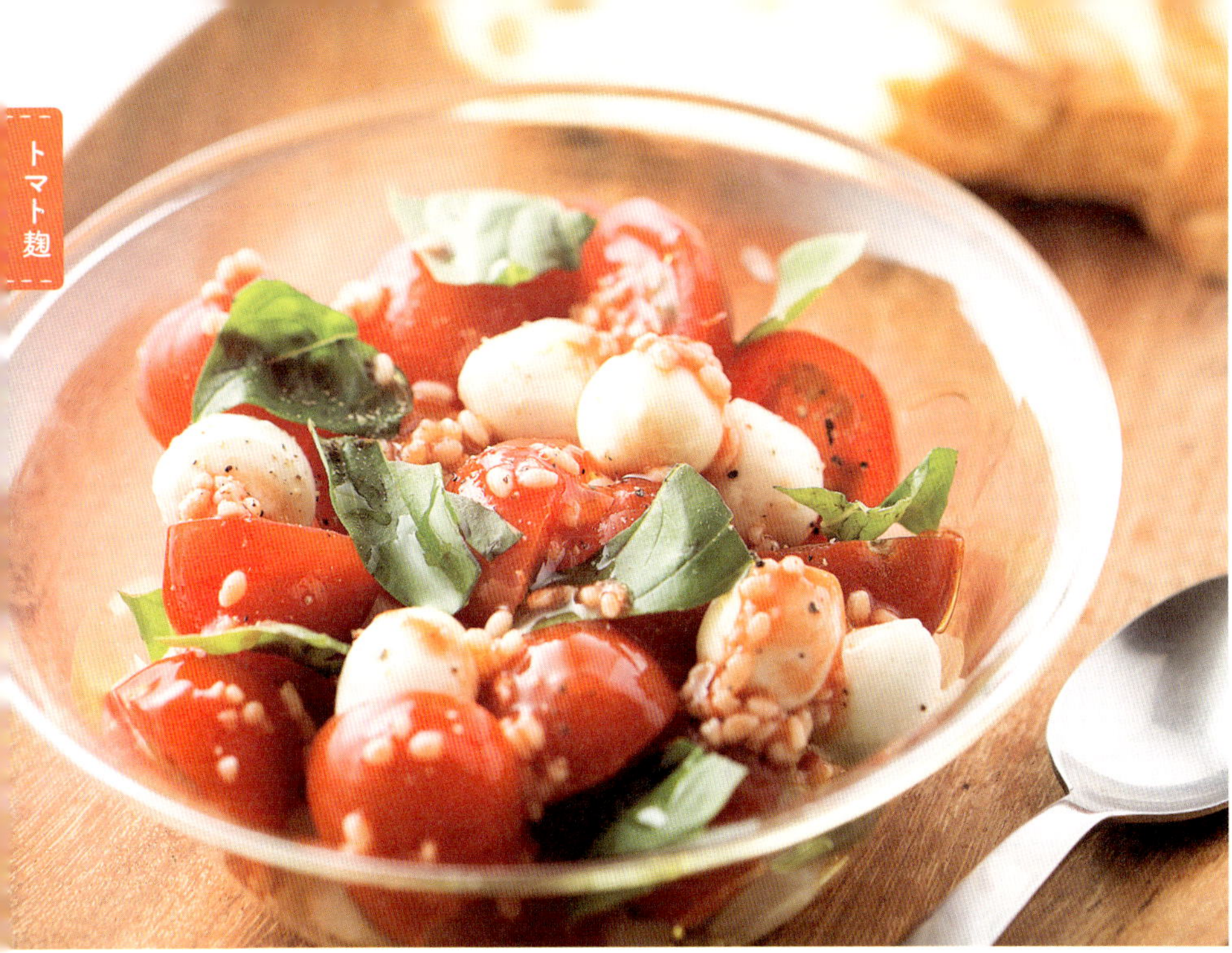

チーズやオイルの油脂分でリコペン吸収率UP

トマト麹のカプレーゼ

便秘改善　美肌　アンチエイジング　ダイエット

材料（2人分）

トマト麹 …… 適量
モッツァレラチーズ
（ひと口サイズ）
…… 1袋（100g）
プチトマト …… 約15個
バジル …… 1枝分
EXバージンオリーブオイル
…… 適量
お好みでバゲット …… 適量

作り方

1 チーズは水気をきっておく。
2 プチトマトは縦半分に切り、バジルは葉をちぎる。
3 器に1、2を入れて混ぜ、トマト麹、オリーブオイルをかける。お好みでバケットを添える。

point

カプレーゼをバゲットなどのパンにのせれば、オードブルにぴったりなブルスケッタ風としても楽しめます。パンにしみ込むトマト麹もおいしい！

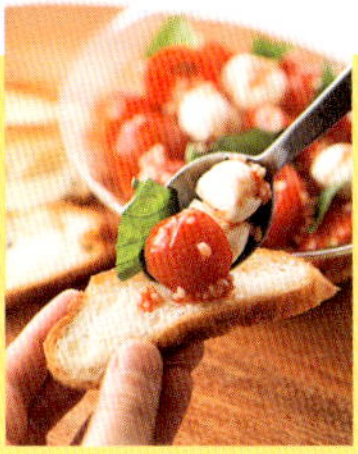

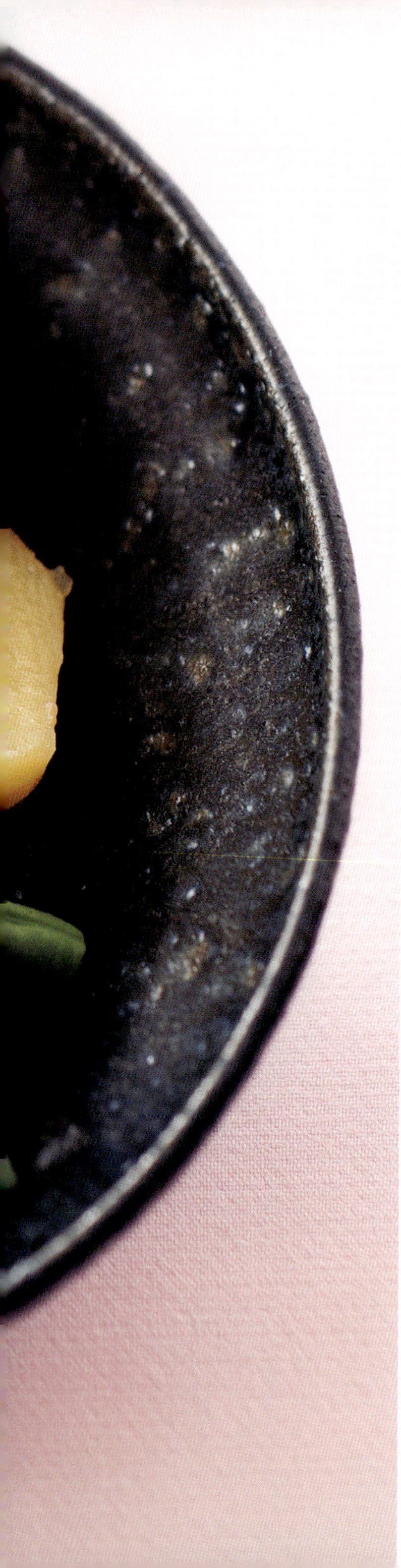

消化促進　免疫力アップ
健胃・整腸　美肌

うま味成分のグルタミン酸が豊富な
トマトは、和食ではだしがわりに

肉じゃが

材料（2人分）

トマト麹…… 大さじ1と1/2
じゃがいも …… 400g
玉ねぎ …… 1/2個
しらたき …… 1/2パック
牛切り落とし肉 …… 150g
いんげん …… 5本
A めんつゆ（3倍希釈用） …… 大さじ3
A 水 …… 300cc

作り方

1 じゃがいもは皮をむいてひと口大に切り、玉ねぎはくし形切り、しらたきは食べやすい長さに切る。牛肉も食べやすい大きさに切る。
2 いんげんは筋を取って熱湯で下ゆでし、4cmの長さに切る。
3 鍋にトマト麹、A、1のじゃがいもを入れて火にかける。じゃがいもがやわらかくなったら玉ねぎ、しらたき、牛肉を入れて、アクを取りながら煮る。
4 仕上げにいんげんを加えてさっと温め、器に盛る。

ヘルシー麹 memo
じゃがいものビタミンCは、熱で壊れにくいのが特徴で、抗酸化作用や美肌効果が期待できます。食物繊維の多い玉ねぎやしらたきをトマト麹と合わせるので、より腸内環境が整います。

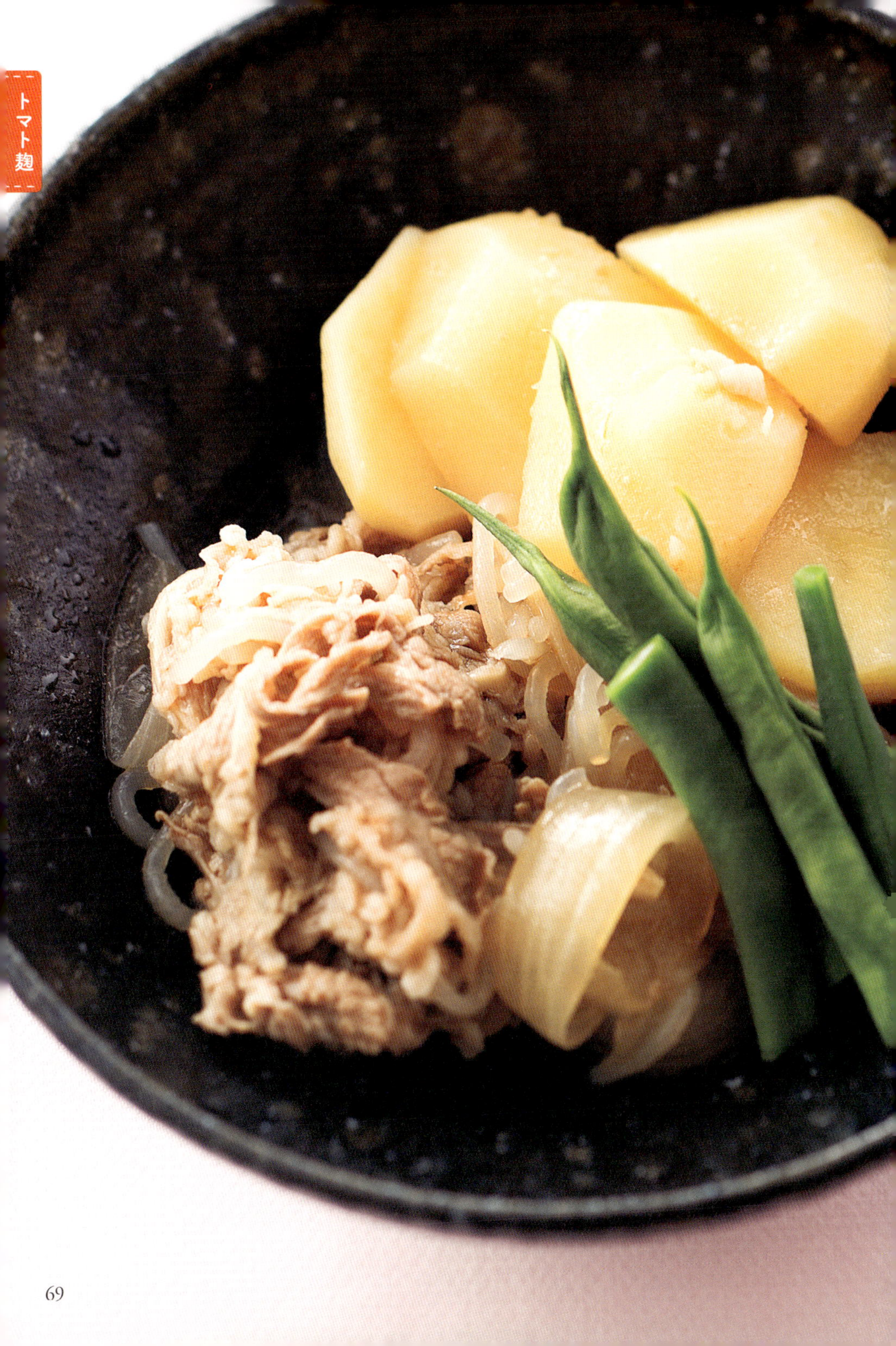

卵とアボカドで、抗酸化作用のひと品に

ゆで卵とアボカドのサラダ トマト麹ハーブドレッシング

便秘改善　新陳代謝促進　美肌　アンチエイジング

材料（2人分）

トマト麹……大さじ3
ゆで卵……1個
アボカド……1個
レモン汁……少々
タイム（乾燥）……少々

作り方

1 ゆで卵はざく切り、アボカドは種を除いてひと口大に切ってレモン汁をまぶす。
2 トマト麹、タイムを混ぜ合わせる。
3 1を皿に盛り、2をかける。

ヘルシー麹 memo

卵もアボカドもバランスのよい栄養価を誇る、優良食材です。卵1個で十分なたんぱく質が補給できます。さらにアボカドのビタミンEとトマト麹の抗酸化作用で、ヘルシーなサラダに仕上げます。

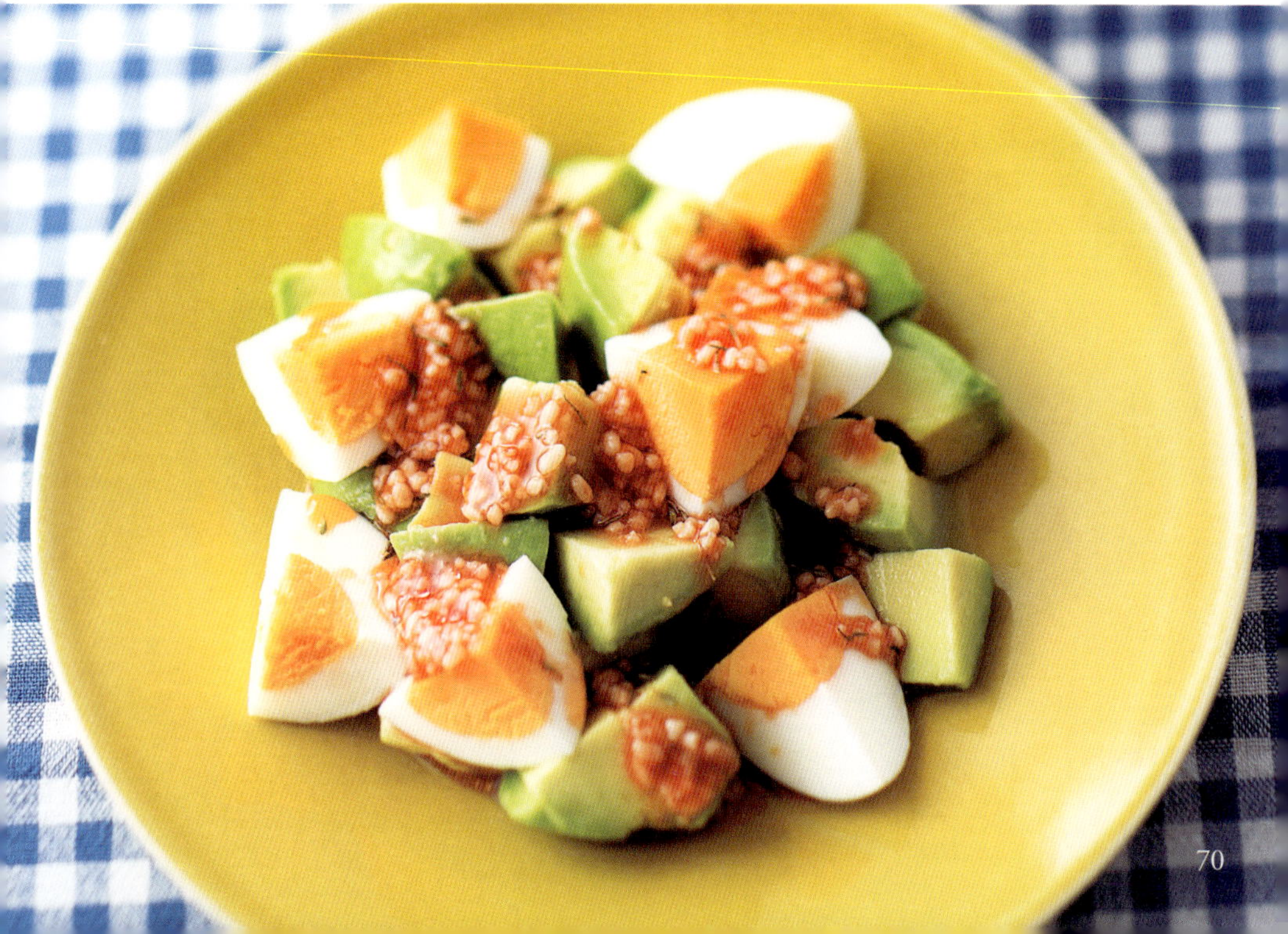

根菜と緑黄色野菜で、和風の腸活スープに

和根菜のミネストローネ

便秘改善　免疫力アップ　デトックス　ダイエット

材料（2人分）

トマト麹 …… 大さじ2
ベーコン …… 15g
れんこん …… 40g
大根 …… 40g
長ねギ …… 1/2本
ズッキーニ …… 1/4本
にんじん …… 1/4本
ごぼう …… 1/8本
オリーブオイル …… 少々
水 …… 300cc
しょうゆ …… 少々

作り方

1 ベーコンは食べやすい大きさに切る。
2 れんこん、にんじんは皮をむいて大きめのざく切り、ごぼうは包丁の背で皮をこそげ落としてざく切りにする。長ねぎは1cm幅の小口切り、大根とズッキーニは大きめのいちょう切りにする。
3 鍋にオリーブオイルをしいて、1、2を軽く炒め、水とトマト麹を加えて、野菜がやわらかくなるまで煮込む。仕上げにしょうゆで味を調える。

ヘルシー麹 memo
れんこんやごぼう、にんじんなどの根菜は、食物繊維の宝庫。トマト麹を加えれば、健胃整腸効果抜群のスープが完成です。オリーブオイルを加えると、より栄養の吸収がよくなります。

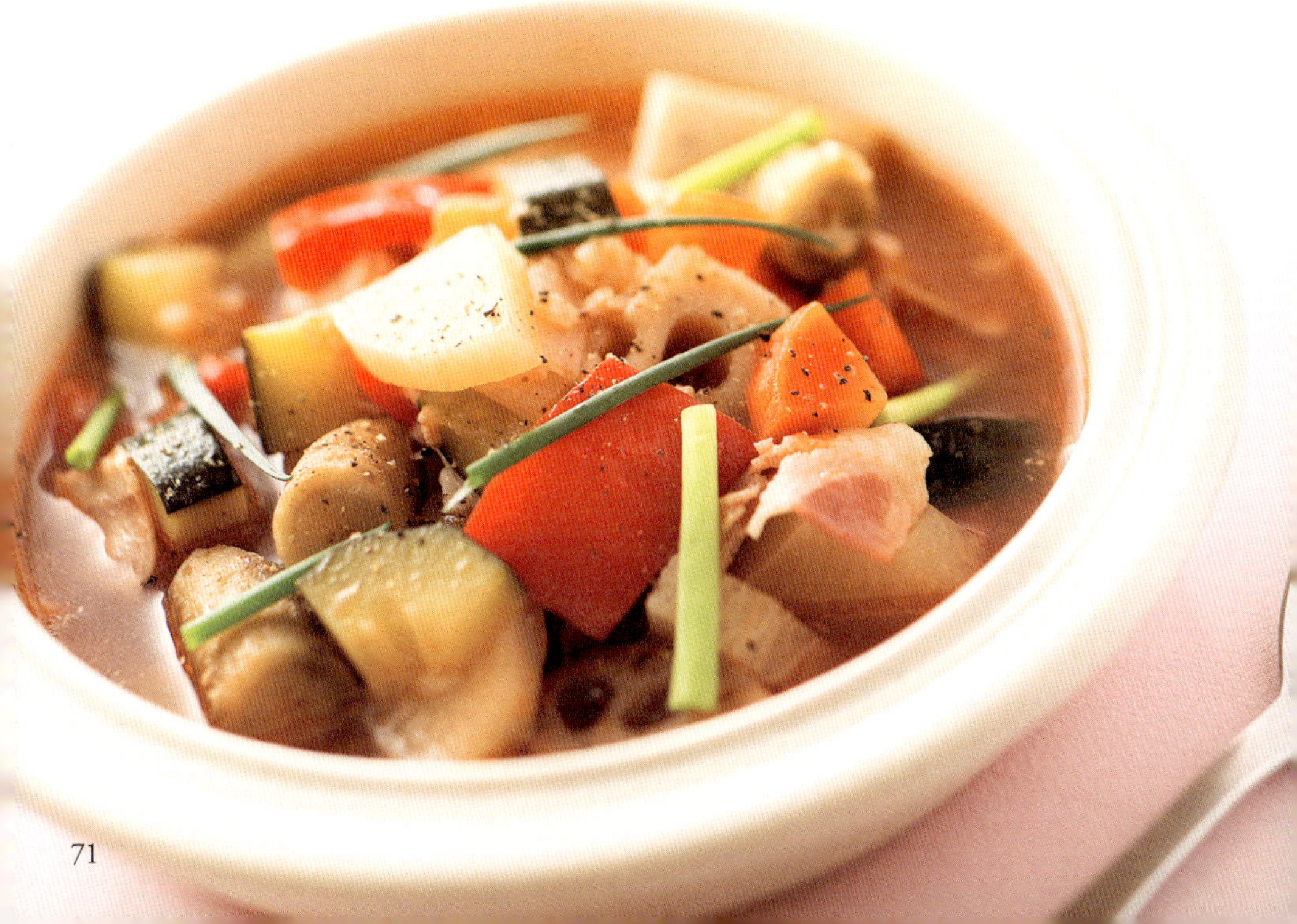

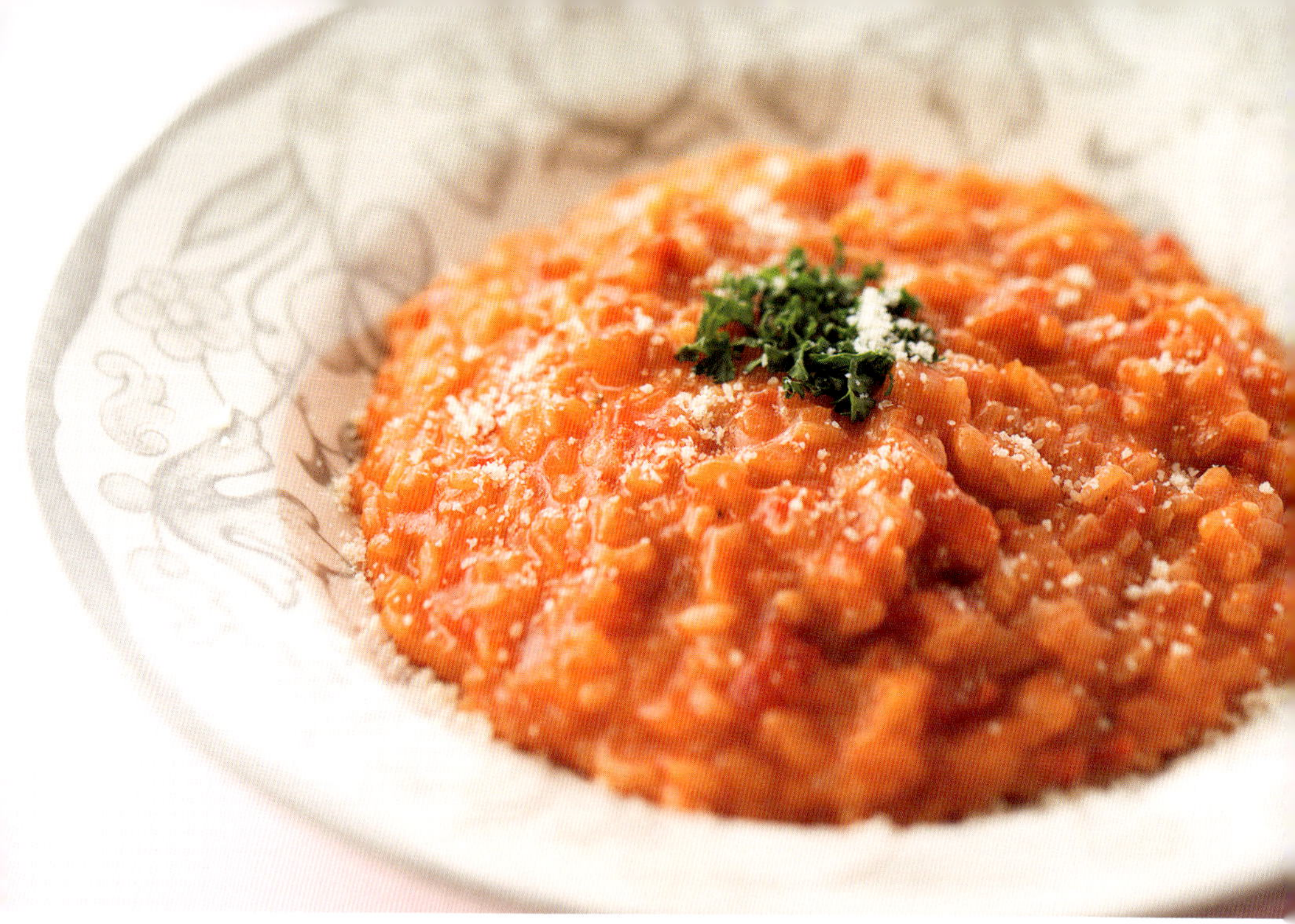

ひと皿にトマトのうま味と栄養が凝縮！

トマト麹チーズリゾット

消化促進　健胃・整腸　美肌　デトックス

材料（2人分）

トマト麹 …… 大さじ3
玉ねぎのみじん切り …… 1/8個分
オリーブオイル …… 大さじ1
A カットトマト水煮 …… 200g
A バジルの茎 …… 1/2本
米 …… 100g
バター …… 5g
お湯 …… 400cc
粉チーズ …… 20g
こしょう …… 少々
あればパセリのみじん切り …… 少々

作り方

1 鍋に玉ねぎとオリーブオイルを入れて炒め、トマト麹、Aを加えて煮詰める。
2 1に洗わない米とバターを入れて炒め合わせ、お湯を少しずつ鍋に足しながら混ぜ続け、中火で15分～20分煮込む。
3 仕上げにこしょうで味を調え、粉チーズを混ぜ合わせる。
4 器に盛り、あればパセリのみじん切りを飾る。

ヘルシー麹memo

トマト麹＋トマトの水煮で、よりリコペンやビタミンC、Eが多く摂取できます。さらにカリウムも豊富なので、デトックス効果やむくみ予防の働きも。不調で食欲がないときに、オススメのひと品です。

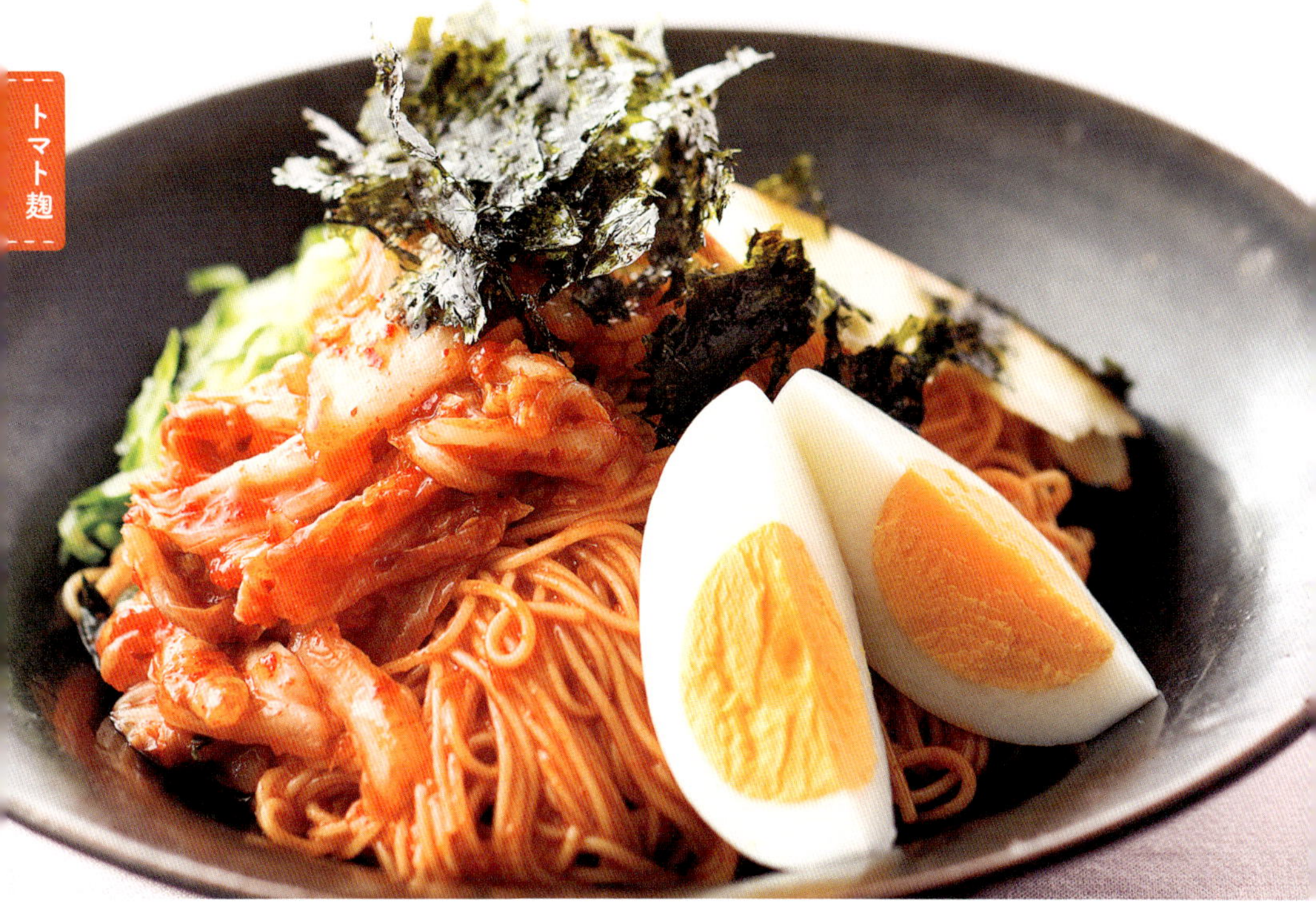

キムチやコチュジャンのカプサイシンで代謝向上

韓国風ピリ辛あえ麺

消化促進　便秘改善　ダイエット　新陳代謝促進

材料（2人分）

●たれ

トマト麹 …… 大さじ1

A
- コチュジャン …… 大さじ3
- しょうゆ …… 大さじ1と1/2
- ごま油 …… 大さじ1
- おろしにんにく …… 小さじ1/2
- おろしりんご …… 1/4分

そうめん …… 200g
きゅうり …… 1本
ゆで卵 …… 1個
白菜キムチ …… 100g
りんごの薄切り …… 1/8個分
韓国のり …… 1枚

作り方

1 ボウルにトマト麹、Aを入れて混ぜ、たれを作る。
2 熱湯でそうめんを指定の時間ゆで、水で冷やしてよく水気をきる。
3 きゅうりはせん切り、ゆで卵はくし形切り、白菜キムチはざく切りにする。
4 1に2を入れてよくあえ、器に盛って3、りんごを飾り、ちぎった韓国のりを散らす。

point

食べるときは本場風に両手にはしを持ち、高く持ち上げながら混ぜると、味が均一に。好みで酢を加えると、より血流がスムーズになります。

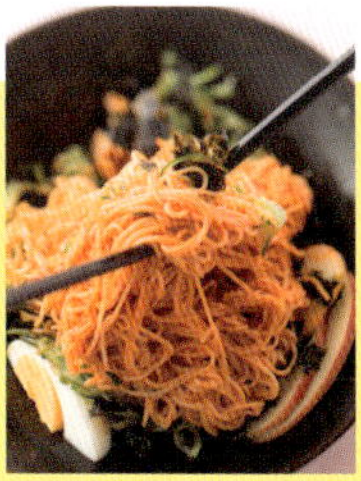

ダイエット　免疫力アップ

低糖質高たんぱくの
豆腐をよりヘルシーに

トマト麹の冷ややっこ

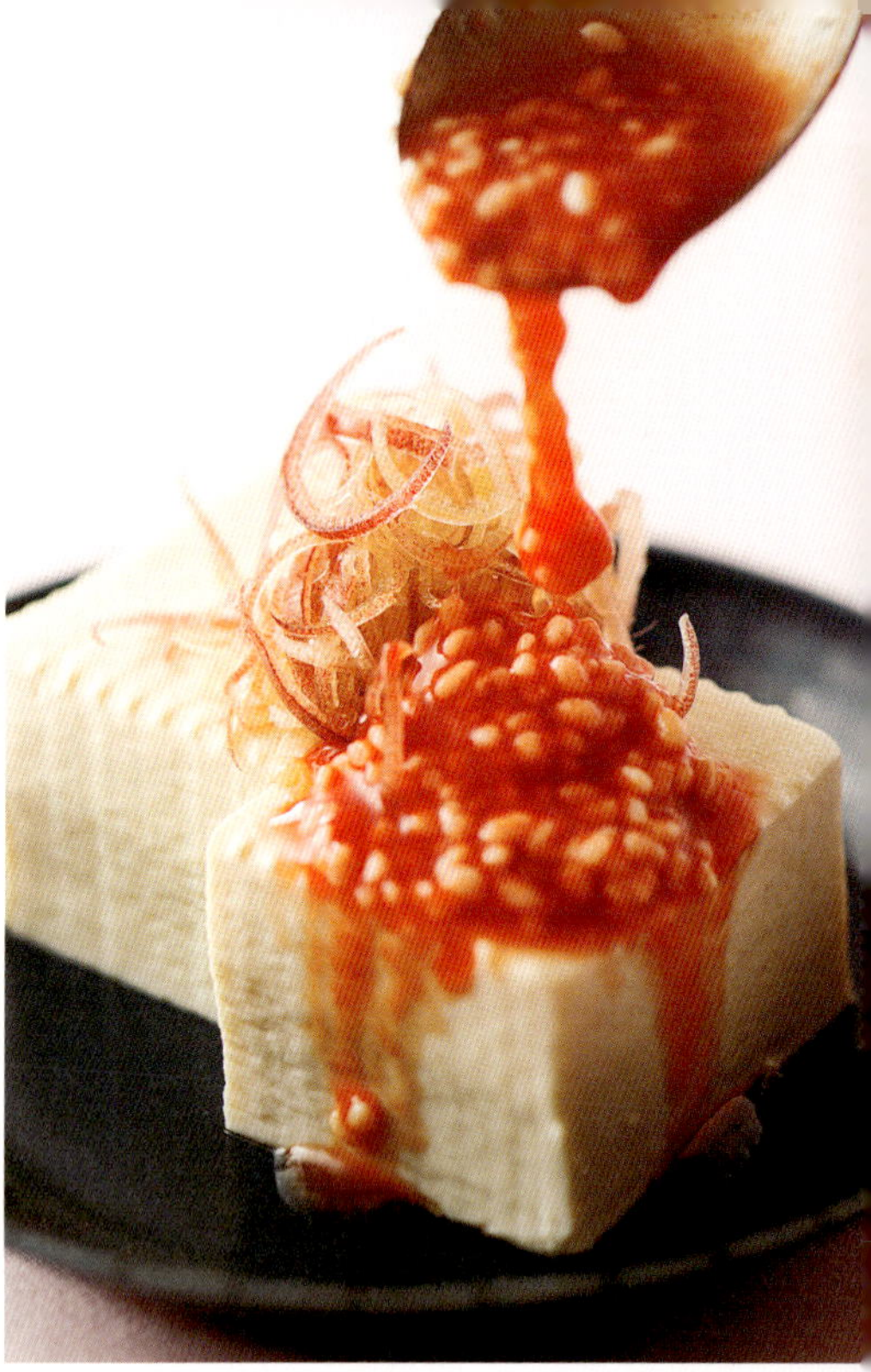

材料（2人分）

トマト麹…… 適量
木綿豆腐…… 1/2丁
みょうが…… 1個

作り方

1 豆腐は軽く水きりしてから、食べやすい大きさに切る。
2 みょうがは細切りにする。
3 皿に1のせて2をあしらい、トマト麹をかける。

健胃・整腸　免疫力アップ

オクラの粘り成分と
トマト麹で血液サラサラ!

オクラとめかぶの中華あえ

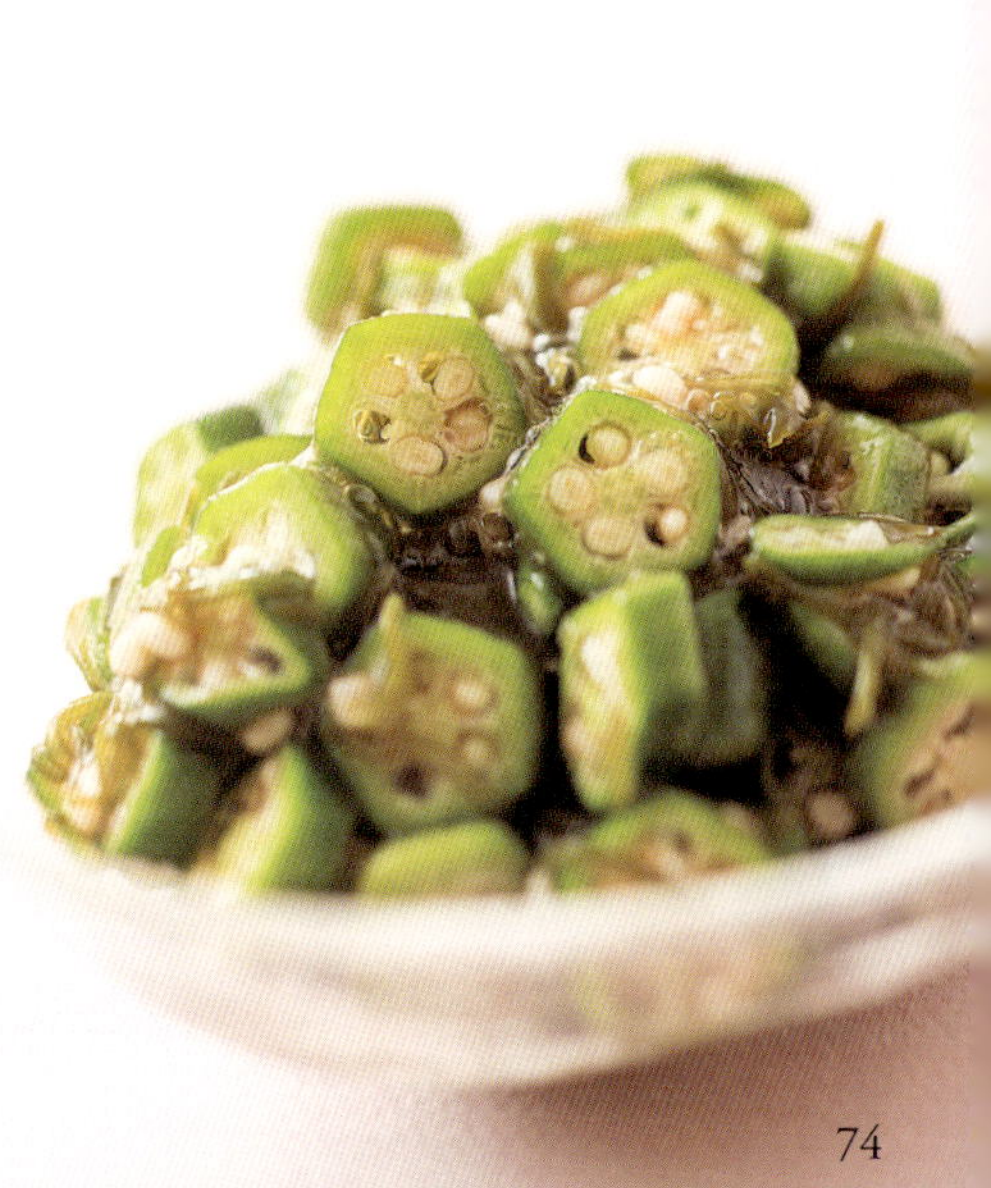

材料（2人分）

トマト麹…… 大さじ1
オクラ…… 8本
めかぶ（無調味）…… 50g
ごま油…… 小さじ2

作り方

1 オクラを小口切りにし、めかぶとともにボウルに入れる。
2 1にトマト麹とごま油を加えてあえ、器に盛る。

トマト麹を使うと、だしを加えなくても十分に美味

トマト麹のだしいらずみそ汁

免疫力アップ　ダイエット　健胃・整腸　アンチエイジング

材料（2人分）

トマト麹 …… 大さじ2
厚揚げ …… 170g
セロリ …… 1/4本
ブロッコリー …… 1/4株（50g）
水 …… 400cc
みそ …… 30g
みりん …… 小さじ1
お好みで七味唐辛子 …… 少々

作り方

1 厚揚げは食べやすい大きさの角切り、セロリは1cm幅に切り、ブロッコリーは小房に分ける。
2 鍋に水、トマト麹、1を入れ、煮立ってきたらみそとみりんを加えて火を止める。
3 2を器に注ぎ、お好みで七味唐辛子をふる。

point

たんぱく質食材とたっぷりの野菜を合わせて、できるだけ具だくさんにすると、栄養バランスがよくなります。これだけで、おかず代わりになります。

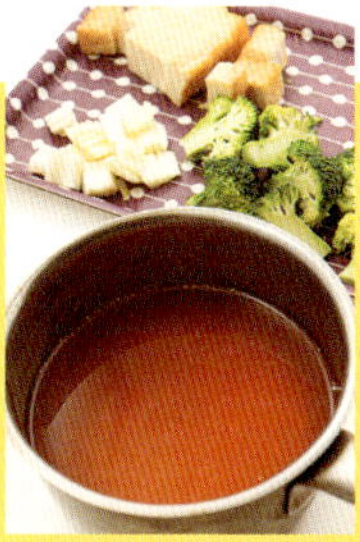

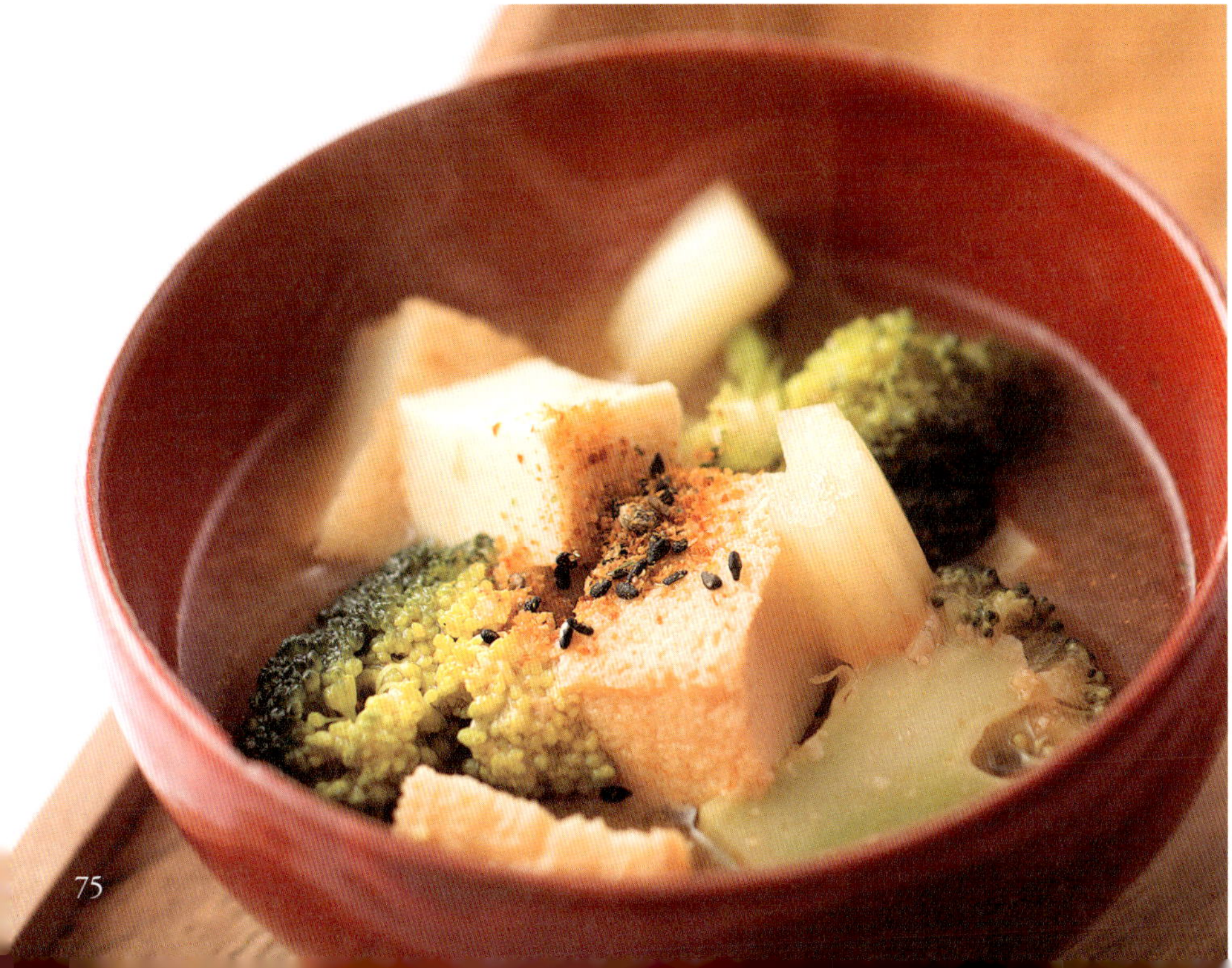

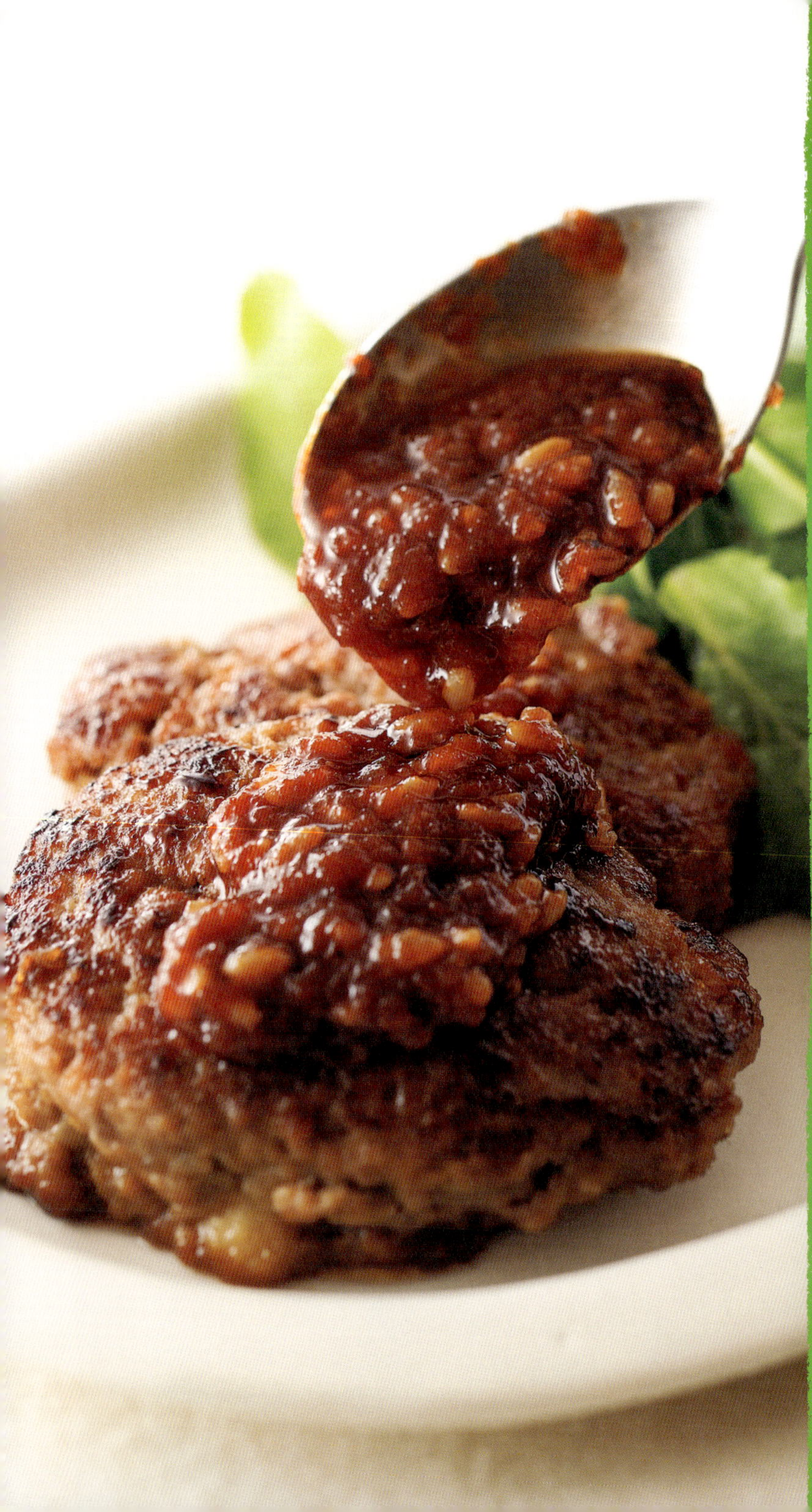

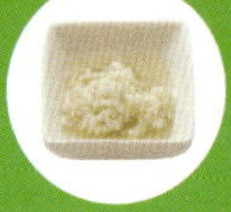

玉ねぎ麹レシピ

たんぱく質の分解酵素に富む玉ねぎを
麹と混ぜ合わせると効果は倍増します。
血流や代謝などの健康効果も高まります。

ハンバーグとソースの両方に、玉ねぎ麹を加え、血流を促進!

ハンバーグ　玉ねぎ麹ソース

消化促進

貧血改善

材料（2人分）

●ハンバーグだね

玉ねぎ麹 …… 大さじ3
合いびき肉 …… 200g
食パン8枚切り …… 1/2枚

A
- 牛乳 …… 大さじ2
- トマトケチャップ …… 小さじ2
- ウスターソース …… 小さじ2
- こしょう …… 少々

●ソース

ハンバーグを焼いた後の肉汁 …… 適量

B
- **玉ねぎ麹** …… 大さじ2
- ウスターソース …… 大さじ1
- トマトケチャップ …… 大さじ1

サラダ油 …… 適量
ベビーリーフなどの葉野菜 …… 適量

作り方

1 ハンバーグを作る。ボウルにひき肉、玉ねぎ麹、ちぎった食パン、Aを入れ、手でよく粘りが出るまで混ぜる。
2 手にサラダ油少々（分量外）をつけて1の半量を丸め、空気抜きをしながら小判形にする。残りも同様に。
3 フライパンにサラダ油を熱して2を入れ、中火で焼く。途中ひっくり返し、ふたをして中まで火を通し、皿にのせる。
4 ソースを作る。3のフライパンの残った肉汁にBを加えて煮立てる。
5 3のハンバーグにかけ、ベビーリーフを添える。

point

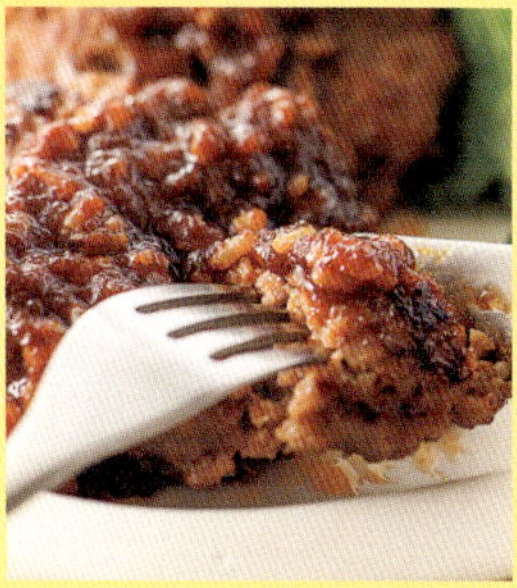

作り置きした玉ねぎ麹があれば、わざわざ玉ねぎのみじん切りを用意する必要もなし。ひき肉と玉ねぎ麹を、粘り気が出るまで、しっかりと混ぜるのがコツ。

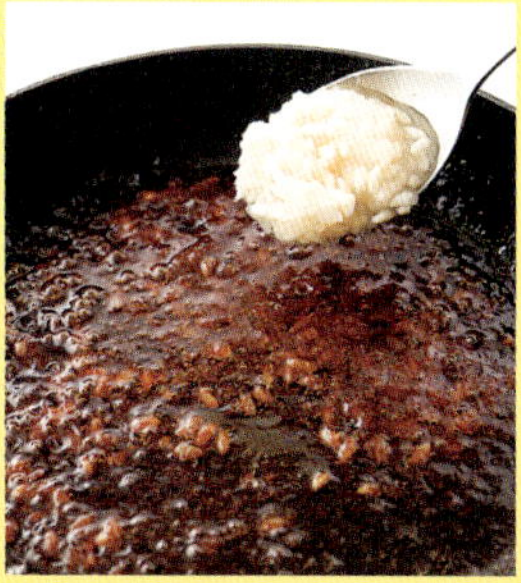

ソースに加える玉ねぎ麹は、できるだけ、仕上がり直前に入れること。玉ねぎ麹の甘みと香りを、しっかり感じられます。

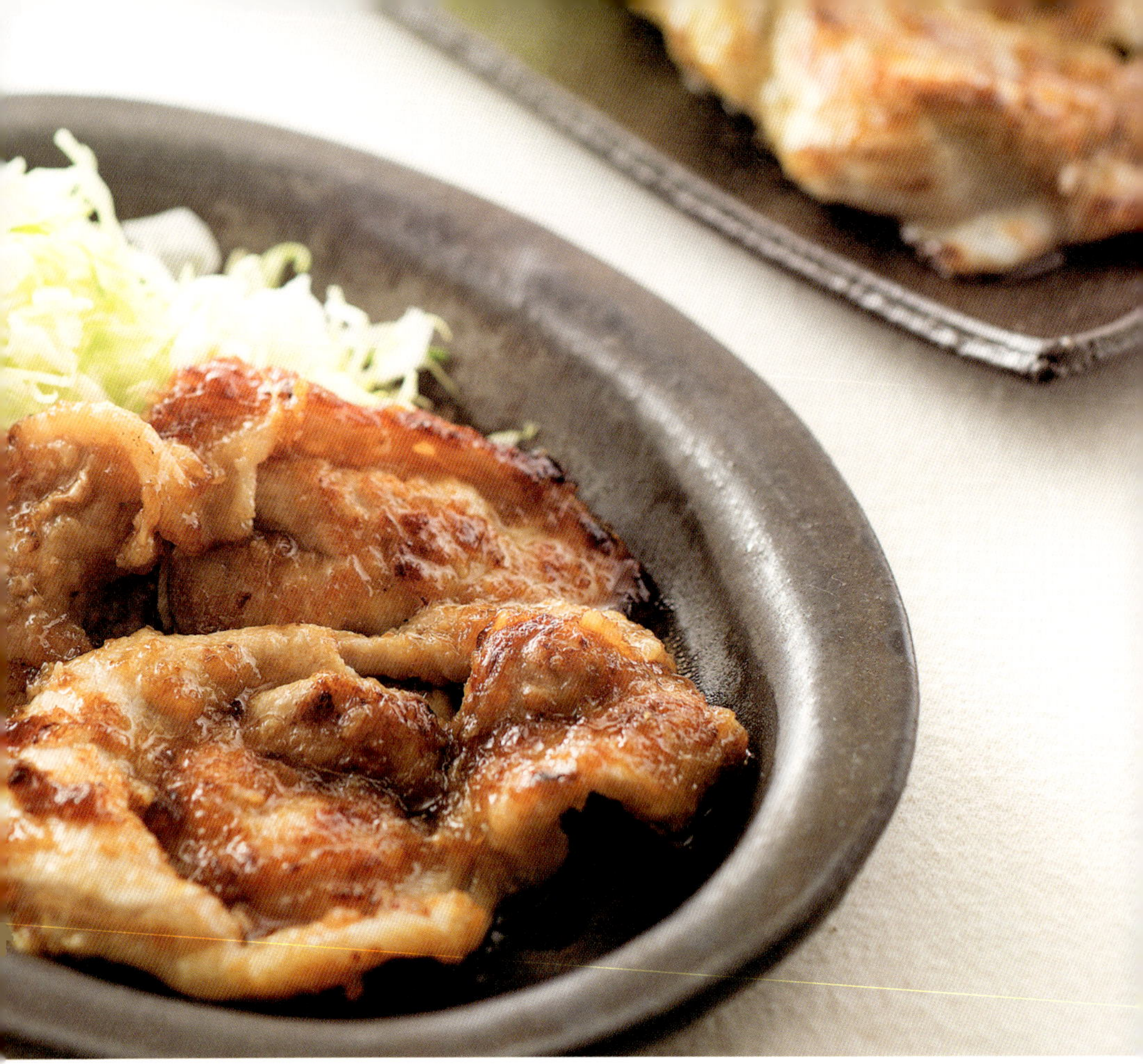

玉ねぎ麹の酵素が働き、
下味つけと肉のやわらか効果が同時進行!

玉ねぎ麹のしょうが焼き

消化促進　疲労改善　血行改善　新陳代謝促進

材料（2人分）

玉ねぎ麹 …… 大さじ1
豚生姜焼き用肉 …… 150g
小麦粉 …… 適量
サラダ油 …… 少々
A
- おろししょうが …… 10g
- 酒 …… 大さじ1/2
- しょうゆ …… 大さじ1/2
- みりん …… 大さじ1/2

キャベツ（せん切り） …… 適量

作り方

1 Aを混ぜ合わせ、たれを作る。
2 豚肉に玉ねぎ麹をもみ込み、小麦粉を薄くまぶす。
3 フライパンにサラダ油をしいて2を並べ、中火で両面を焼く。肉の表面が白くなったら火を止めて1を加え、再び火をつけて豚肉に絡める。
4 皿にキャベツのせん切りを盛り、3をのせる。

便秘改善　血行改善　消化促進

玉ねぎ麹を加えるだけで、
具は少なめでも、満足の味に！

ポテトサラダ

材料（2人分）

玉ねぎ麹 …… 大さじ2
じゃがいも …… 2個（300g）
きゅうり …… 1/2本
ハム …… 2枚
A マヨネーズ …… 大さじ1
A こしょう …… 適量

作り方

1 じゃがいもの皮をむいてひと口大に切り、鍋に水（分量外）とともに入れ、ゆでる。ゆで上がったらざるで水気をきり、鍋に戻しして水分を飛ばしながらから炒りする。
2 1をボウルに入れて、フォークなどで熱いうちにつぶす。
3 きゅうりは薄い輪切りにして、塩少々（分量外）でもんで水気を絞り、ハムはいちょう切りにする。
4 2に3、玉ねぎ麹、Aを入れ、混ぜる。

point

玉ねぎ麹を入れると野菜の水分が出やすいので、できるだけ水気を切っておきます。

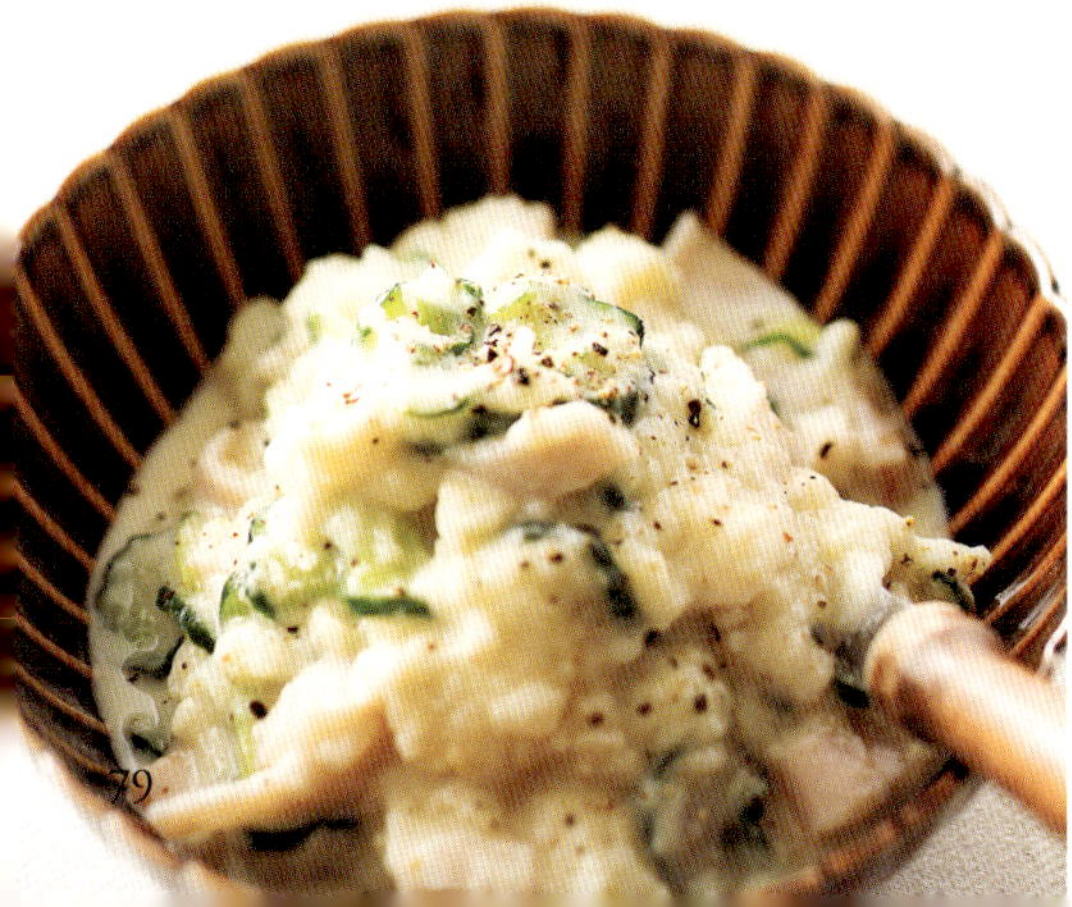

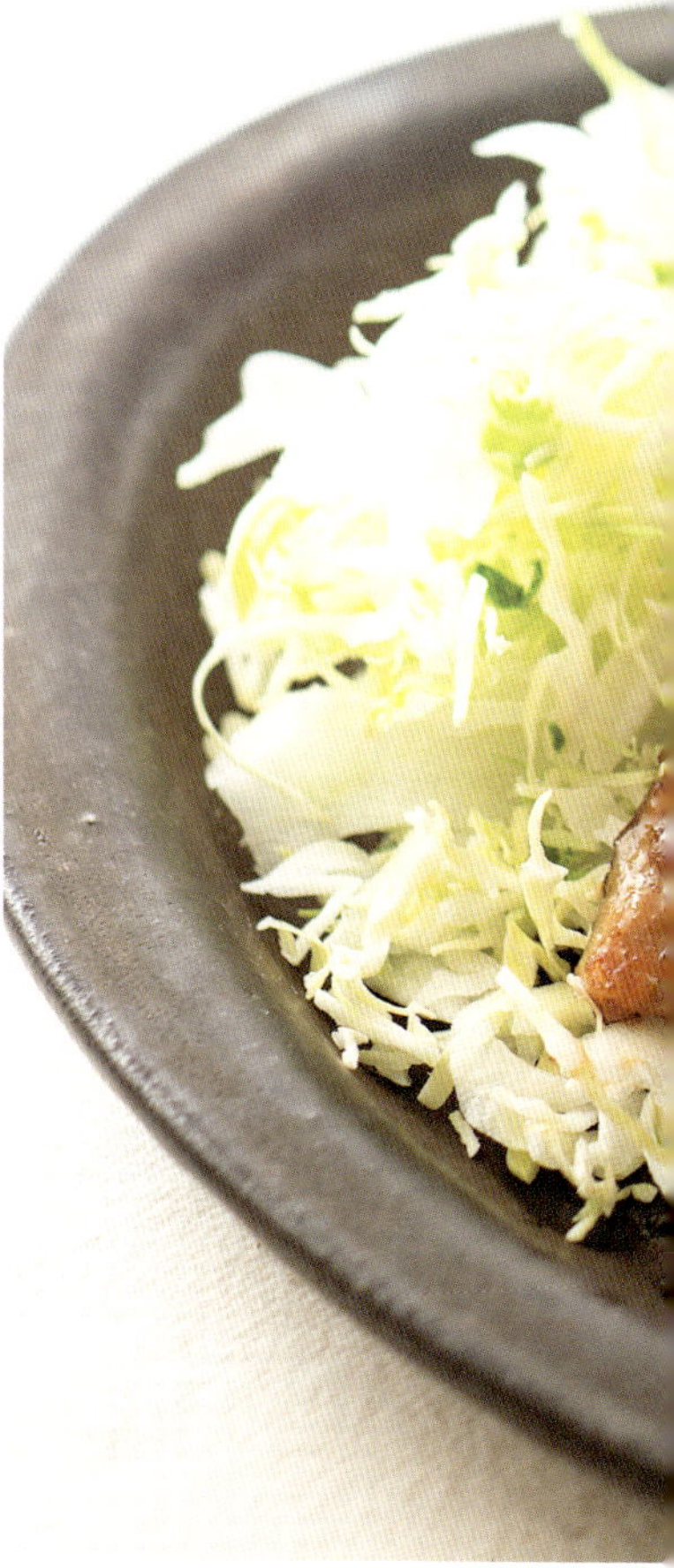

point

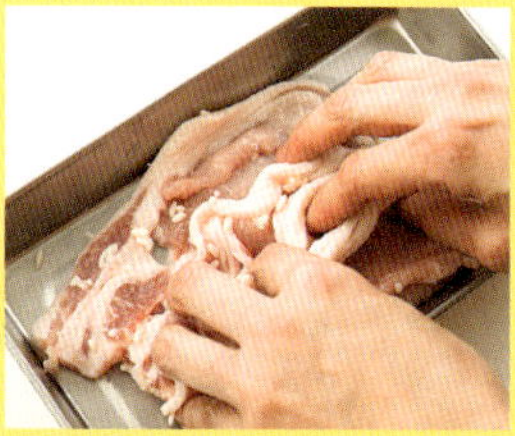

豚肉に玉ねぎ麹をもみ込んで少しおいてから、小麦粉をまぶすとよりやわらかく、おいしくなります。変色しやすいしょうがは、最後にそのまま加えます。

いつものメニューに玉ねぎ麹のパワーをプラス

オムライス

消化促進　血行改善　疲労回復　便秘改善

材料（2人分）

玉ねぎ麹……大さじ2
鶏もも肉……100g
しめじ……1/2パック
ごはん（温かいもの）……300g
バター……大さじ2
A トマトケチャップ……大さじ3
　塩、こしょう……各少々
卵……4個
B 生クリーム……大さじ1
　塩……少々
バター……大さじ1
サラダ油……大さじ1
お好みでトマトケチャップ
……適量

作り方

1 鶏もも肉は1.5cm角に切り、しめじは石づきを切ってざく切りにする。
2 フライパンにバター、玉ねぎ麹、1を入れて炒め、全体に広げてごはんを加え、木べらで切るように炒め、Aを加えて炒め合わせる。
3 卵を溶いてBを加え混ぜ、卵液を作る。バターとサラダ油各大さじ1/2を熱したフライパンに卵液半量を流し、混ぜながら大きく広げる。
4 中火にして上面が半熟状のうちに、中央に2の半量を細長くのせ、フライ返しなどで卵の端をかぶせる。フライパンのふちに押しつけながら、形を整えて火を止める。
5 4のフライパンに皿をかぶせ、ひっくり返してオムライスを皿に移す。お好みでケチャップをかける。残りも同様に。

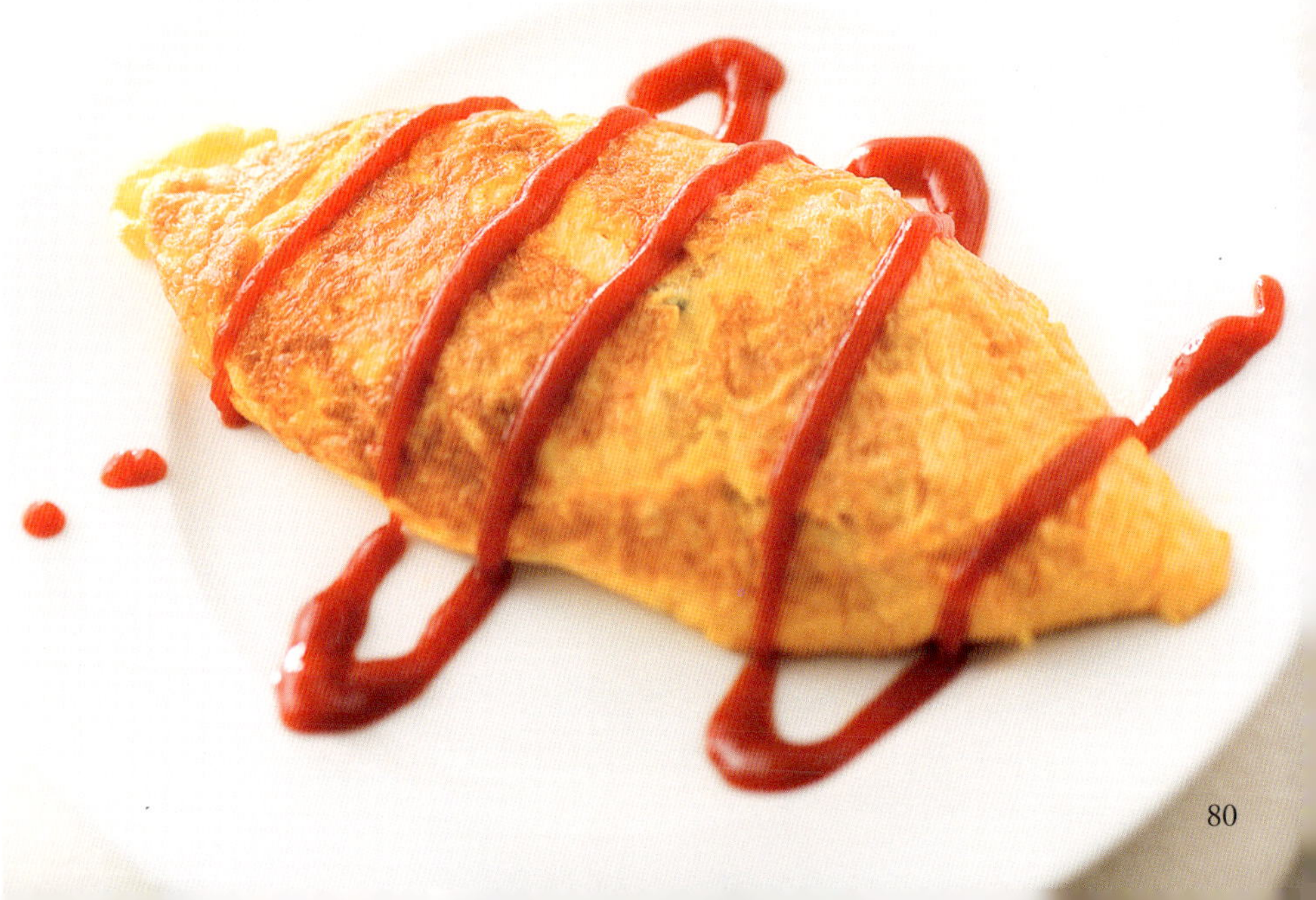

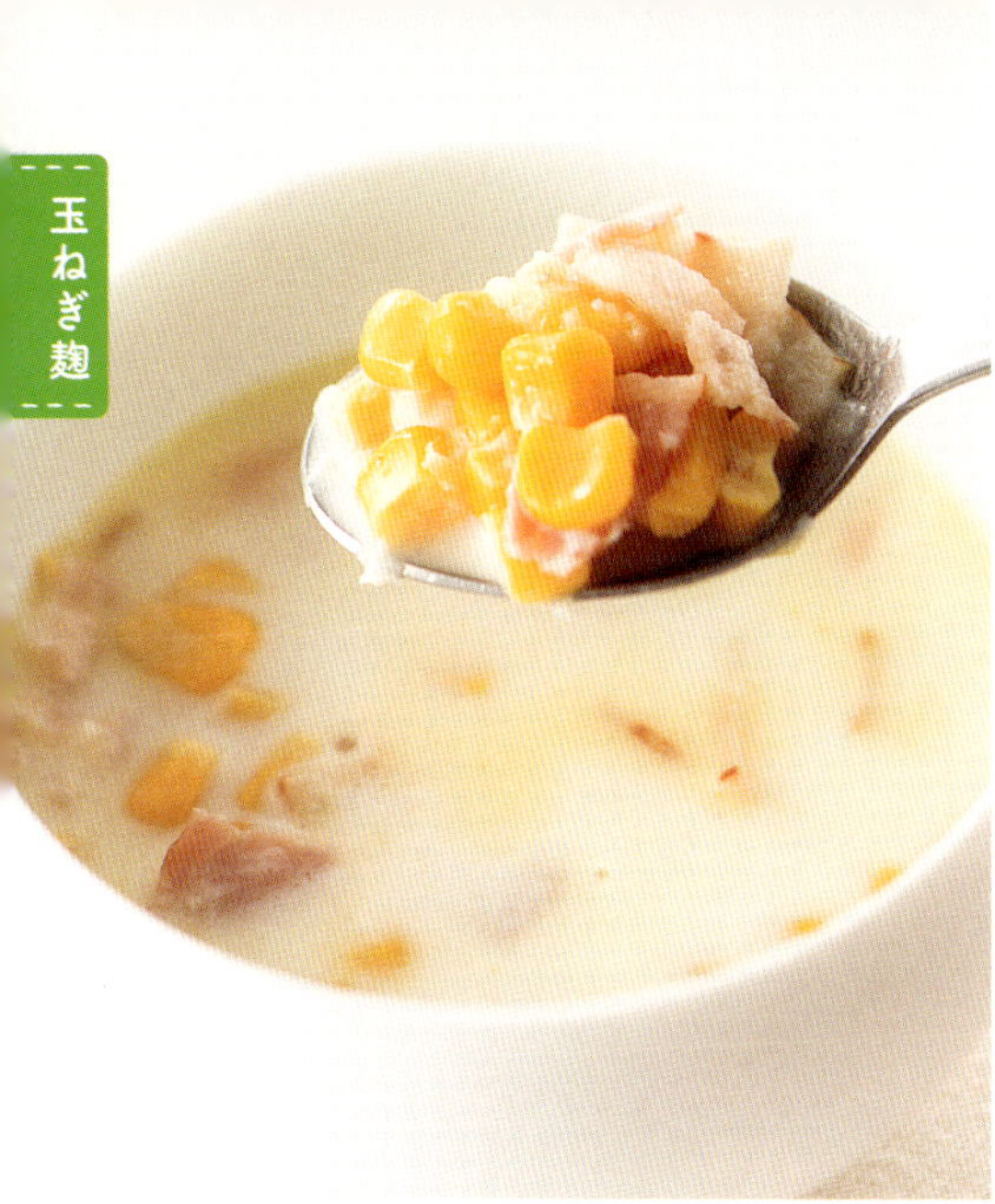

健胃・整腸　血行改善

玉ねぎ麹がうま味ベースの具だくさんコーンスープ

コーンチャウダー

材料（2人分）

玉ねぎ麹……大さじ2
とうもろこしの缶詰（ホール）……150g
じゃがいも……小1個
ベーコン……30g
バター……小さじ1
小麦粉……小さじ1
A 水……1カップ
A 牛乳……1カップ
A 塩、こしょう……各少々

作り方

1 じゃがいも、ベーコンは1cm角に切る。
2 鍋にバターを熱して1のベーコンを炒め、じゃがいも、汁気をきったとうもろこし、玉ねぎ麹、小麦粉を入れて中火で炒める。
3 2にAを入れ、具がやわらかくなるまで煮る。

point

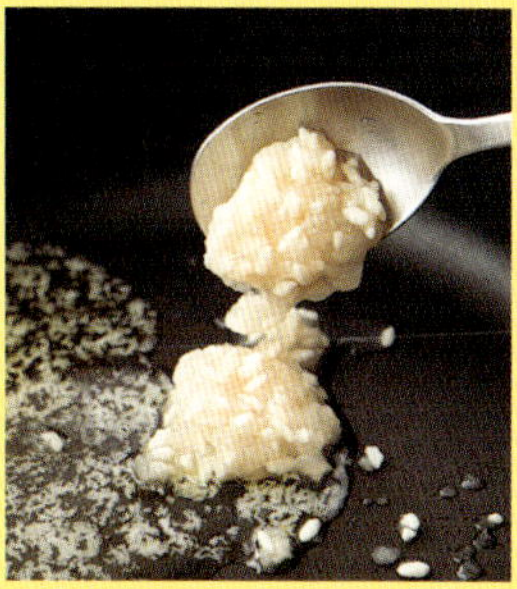

玉ねぎ麹がはねないように、溶かしたバターが低温のうちに加えます。

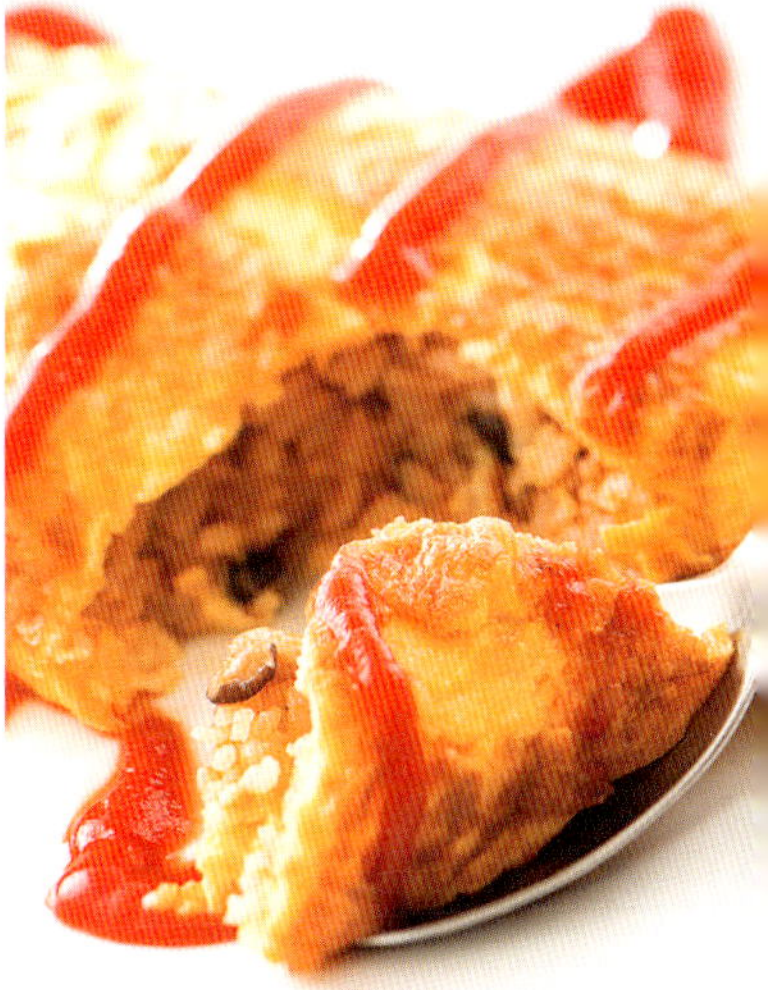

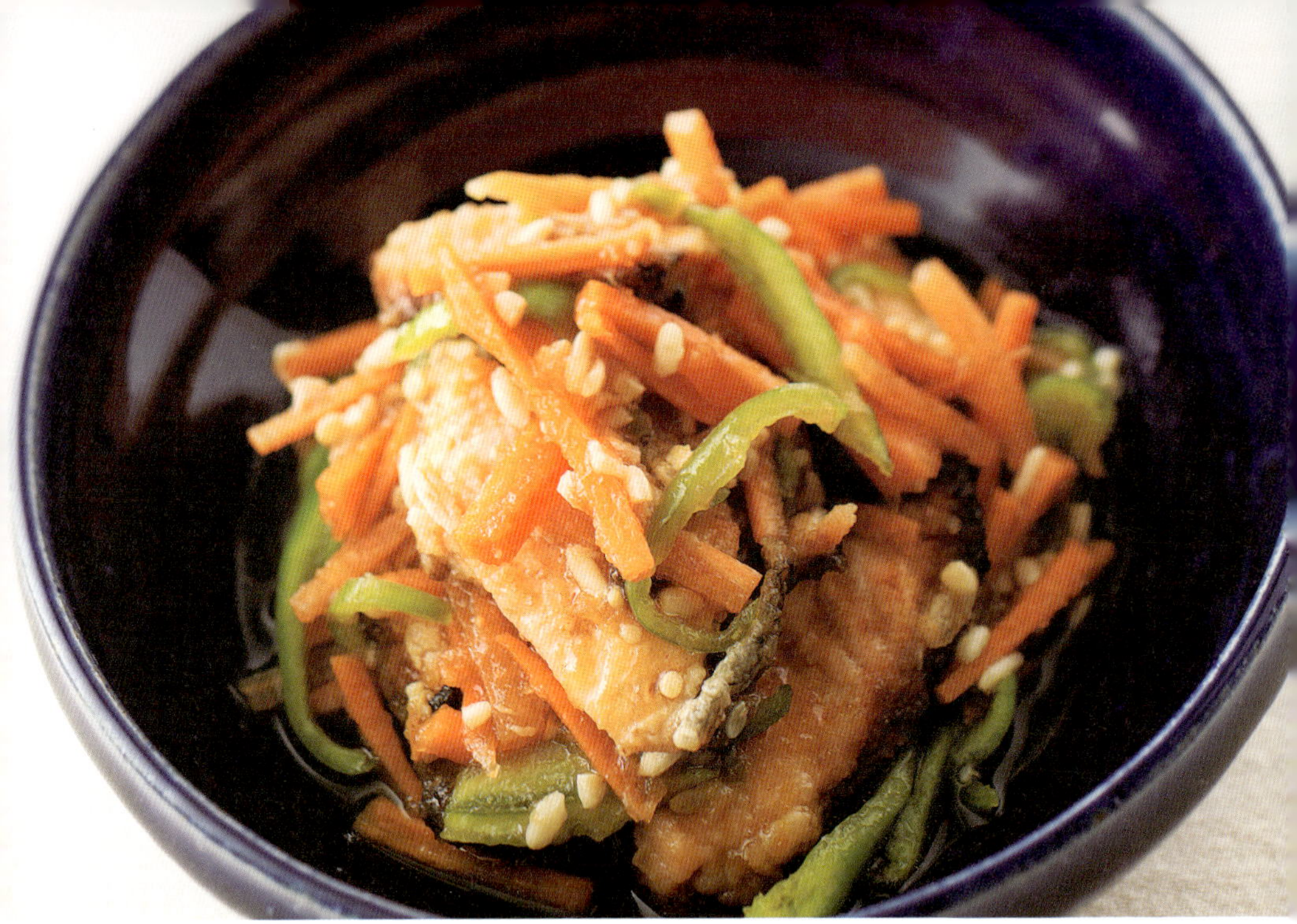

さけと玉ねぎ麹の相乗効果で、脳と体を活性化！

さけの南蛮漬け

美肌

新陳代謝促進

材料（2人分）

玉ねぎ麹 …… 小さじ1
生さけ …… 1切れ
ピーマン …… 1個
にんじん …… 40g
A 玉ねぎ麹 …… 大さじ2
A 黒酢 …… 大さじ2
A しょうゆ …… 小さじ1
小麦粉 …… 適量
サラダ油 …… 適量

作り方

1 さけをひと口大に切り、玉ねぎ麹をもみ込んでおく。
2 ピーマンとにんじんは細切りにし、バットなどに入れてAを混ぜ合わせる。
3 1に小麦粉を薄くまぶし、フライパンに熱した多めのサラダ油で両面を揚げ焼きにする。熱いうちに2に入れてざっと混ぜ、30分以上漬け込む。

ヘルシー麹 memo

DHAやEPA豊富なさけを玉ねぎ麹と合わせ、抗酸化作用の高いひと品に仕上げます。脳の活性化に力を発揮！

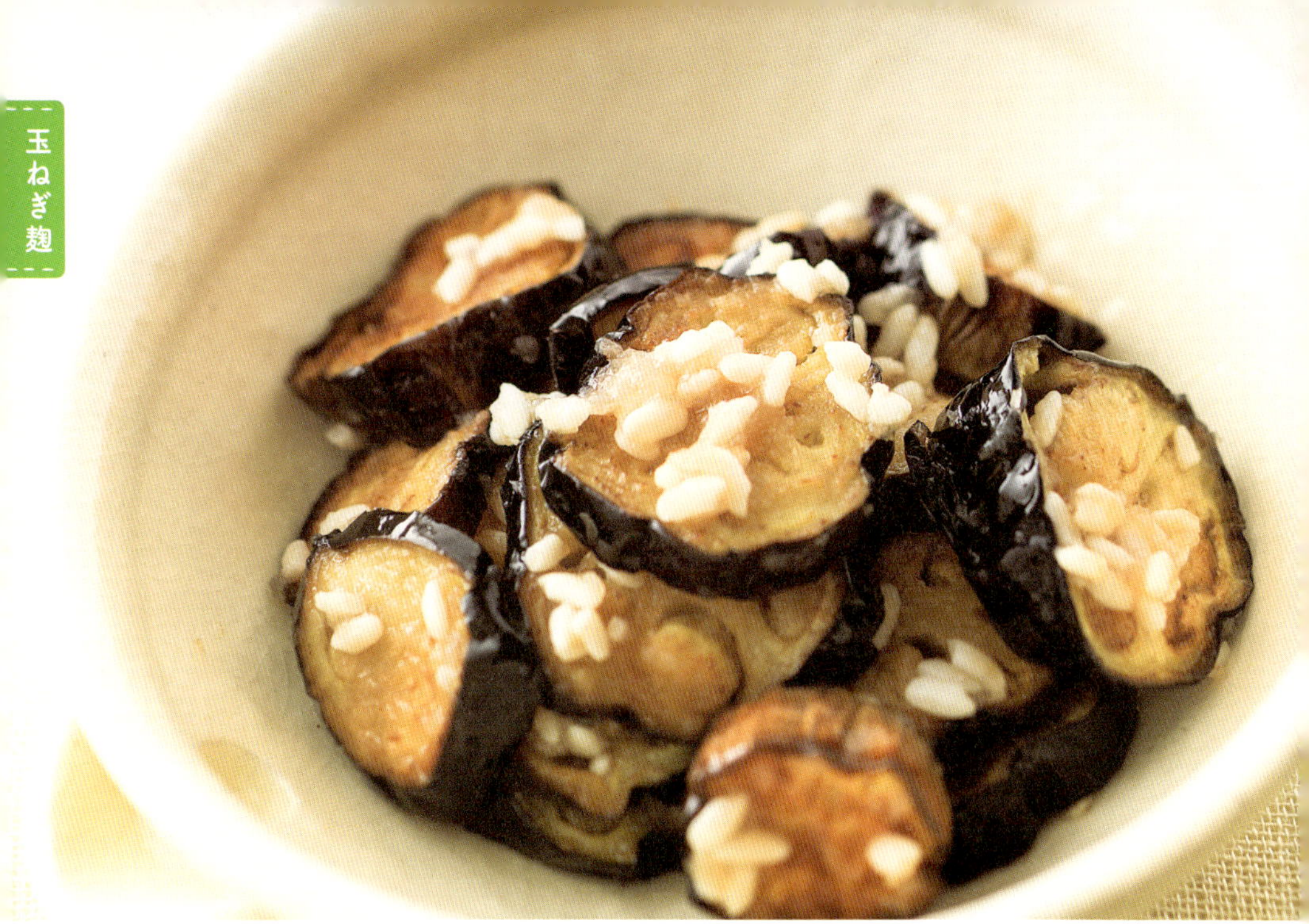

玉ねぎ麹とあえるだけで、味も栄養もプラス

なすの玉ねぎ麹浸し

健胃・整腸

ダイエット

材料（2人分）

なす …… 2本
玉ねぎ麹 …… 大さじ1
サラダ油 …… 適量

作り方

1 なすは1cm幅の輪切りにする。
2 サラダ油をフライパンに多めに熱し、1を入れて両面揚げ焼きにする。
3 2の油をきって、玉ねぎ麹をあえる。

ヘルシー麹 memo

熱々でも、冷まして冷蔵庫に保存してもOKです。

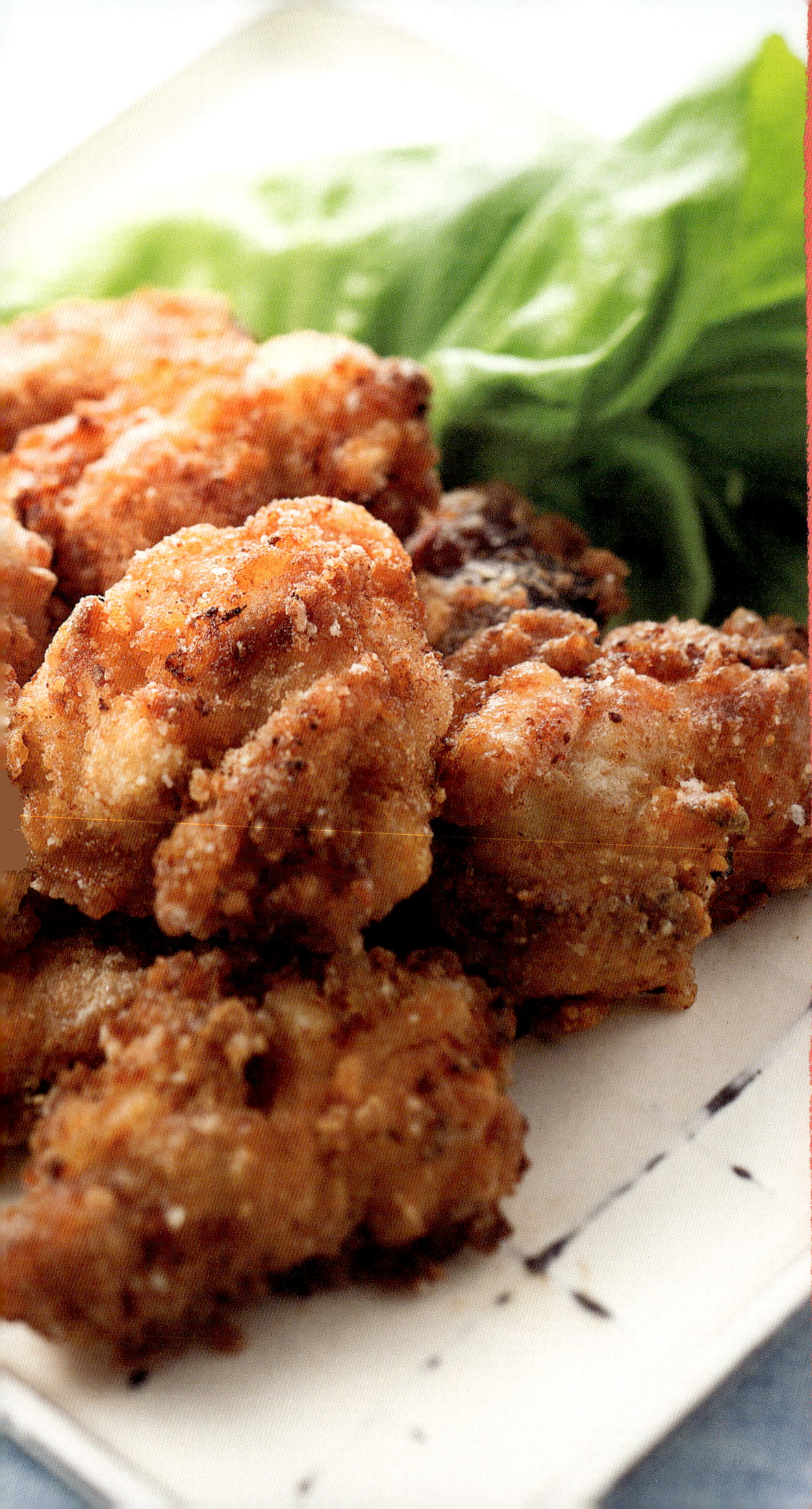

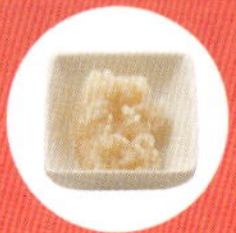

にんにく麹レシピ

にんにくの香り成分の硫化アリルには、
消化促進や疲労回復効果があります。
麹を加えると効果はさらにパワーアップ！

疲労改善　消化促進　新陳代謝促進

鶏肉とにんにくのビタミンB_1が、
人気の揚げものに滋養強壮効果をプラス

唐揚げ　にんにく風味

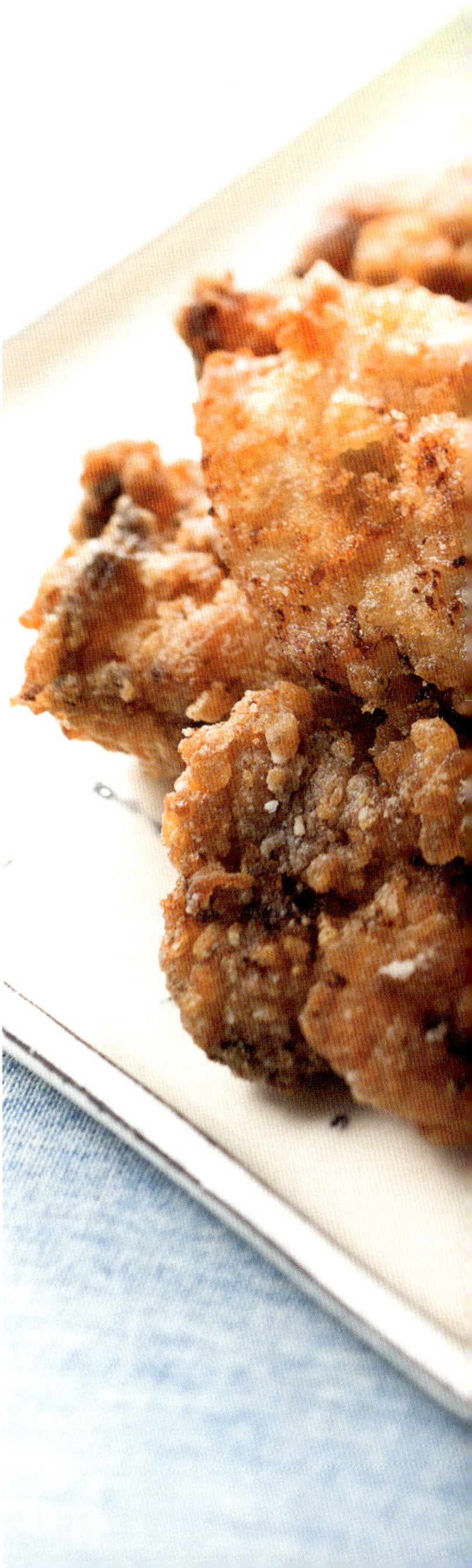

材料（2人分）

にんにく麹 …… 大さじ3
鶏もも肉 …… 350g
片栗粉 …… 適量
揚げ油 …… 適量
サラダ菜などの葉野菜 …… 適量

作り方

1 鶏もも肉をひと口大に切ってにんにく麹をもみ込み、片栗粉をまぶす。
2 鍋に油を入れて低温に熱し、1を入れる。油の温度が上がって衣がカリッとしてきたらひっくり返し、全体を色よく揚げて油をきる。
3 皿に2を盛り、葉野菜を添える。

point

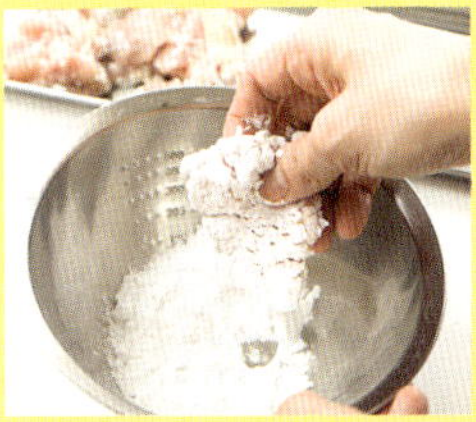

にんにく麹で下味をつければ、香りがよく、ほどよい塩味になります。さっくり揚げたいならば、片栗粉がオススメ。

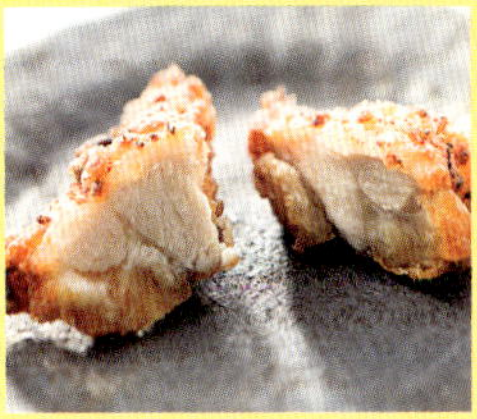

麹が鶏肉のパサつきを抑えるので、揚げ上がりはやわらかでジューシーです。

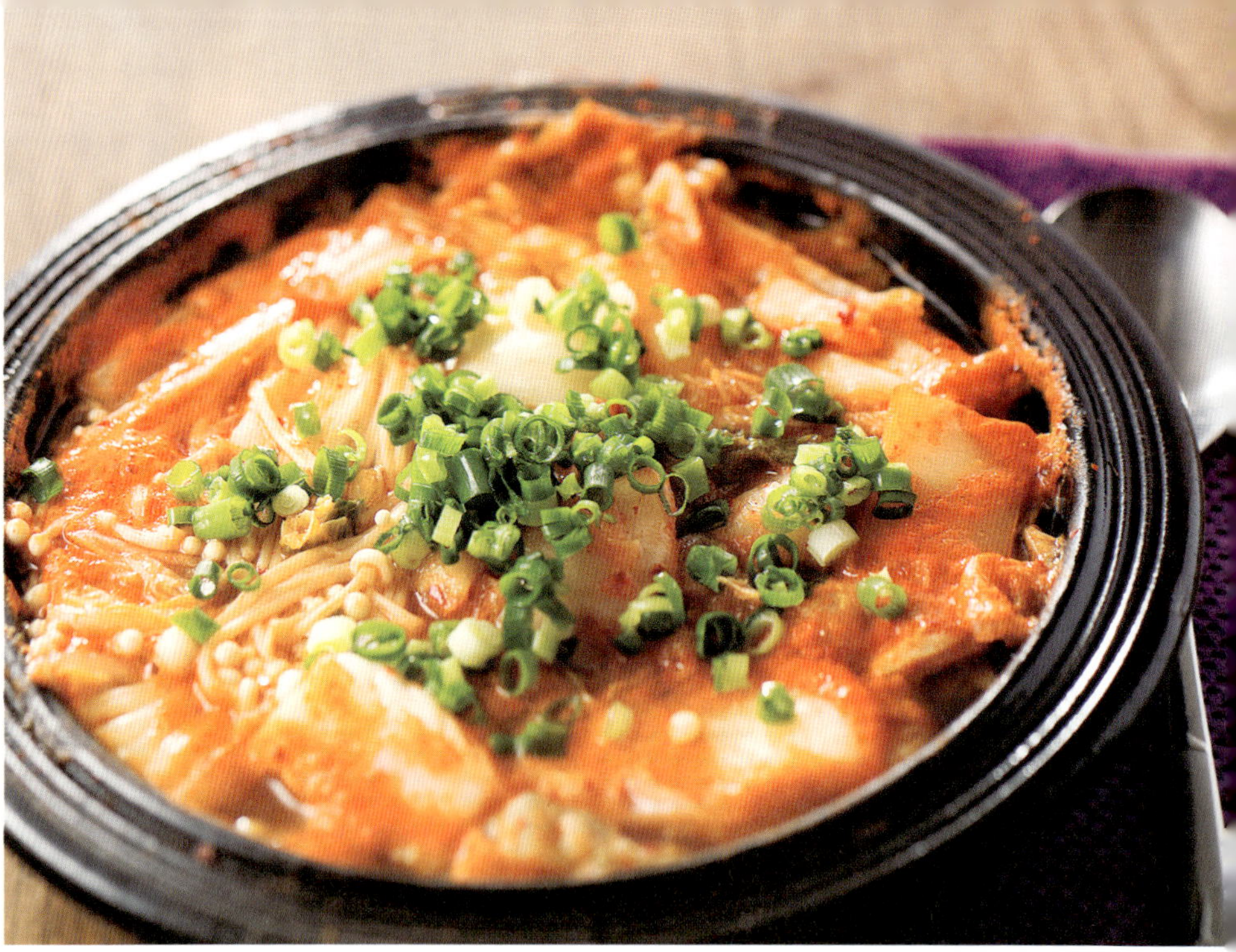

発酵食品の麹とキムチで、腸内環境を整えて

韓国風魚介スープ

健胃・整腸

免疫力アップ

材料（2人分）

にんにく麹…… 大さじ2
シーフードミックス …… 180g
白菜キムチ …… 150g
えのきだけ …… 100g
大根 …… 80g
A｛水 …… 2カップ
コチュジャン …… 大さじ1
スープの素（粉末） …… 小さじ1｝
万能ねぎ …… 1本

作り方

1 大根は1cmの厚さに切ってから3cmの長さの棒状に切り、えのきだけは根元を切って半分の長さに切り、ばらす。キムチも適当な大きさに切る。
2 鍋に1の大根をしいて、えのきだけ、キムチ、シーフードミックスをのせる。
3 にんにく麹とAを溶かして2に加え、中火にかける。煮立ったら弱火にして、アクを取りながら具に火を通し、仕上げに万能ねぎの小口切りを散らす。

point

火の通りにくい大根を下にして、あとは残りの材料を自由にのせるだけ。魚介は冷凍でも生でも、どちらでもおいしいでき上がりに。

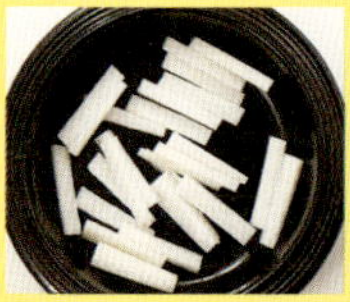

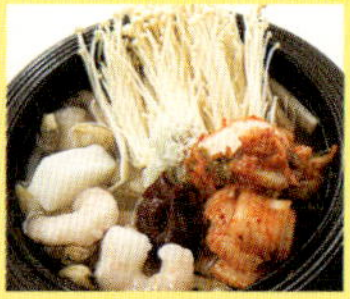

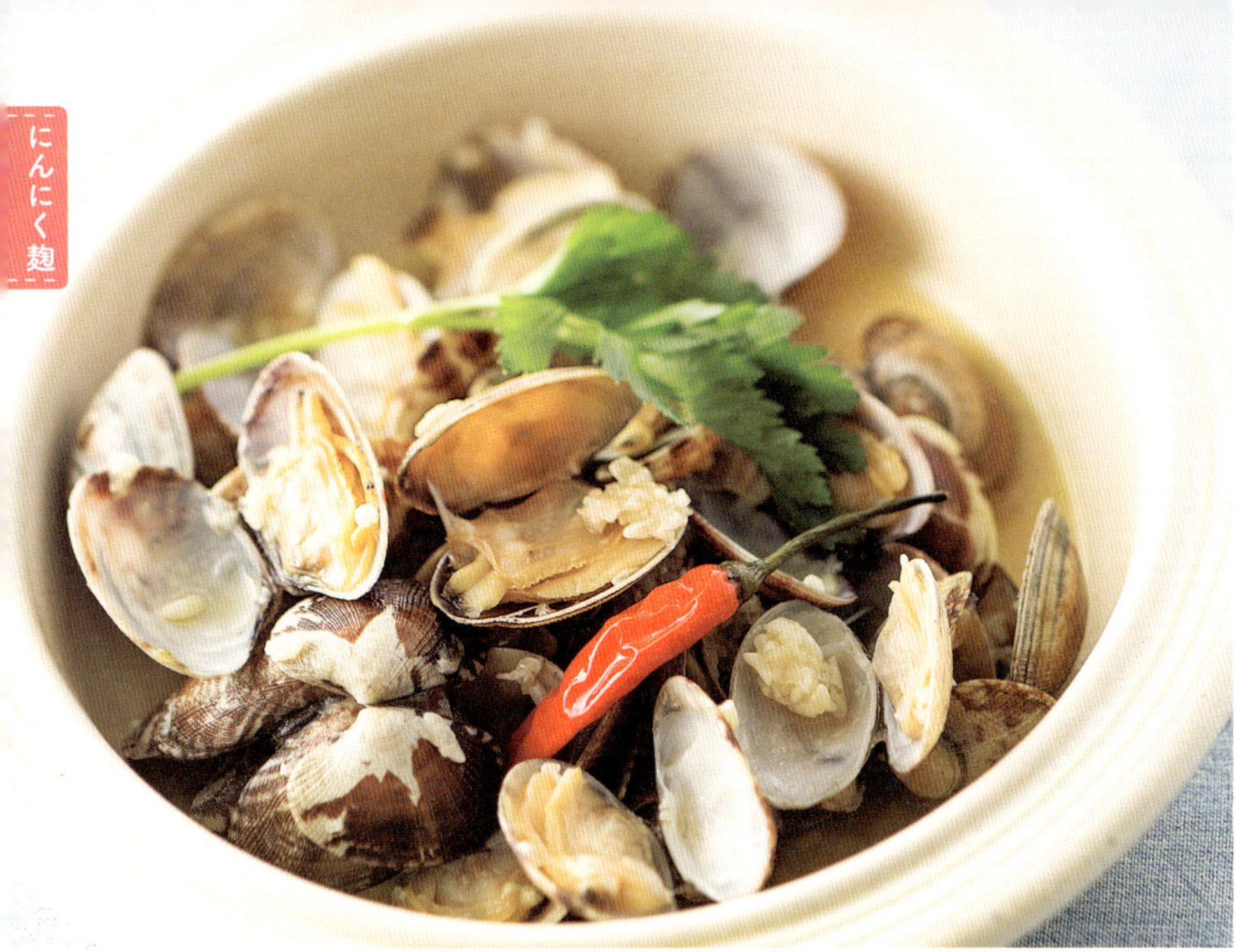

あさりのオルニチン、にんにくのスコルジニンで疲労回復

あさりのにんにく麹蒸し

健胃・整腸

二日酔い防止

材料（2人分）

あさり …… 300g
にんにく麹 …… 大さじ1
オリーブオイル …… 大さじ1
赤唐辛子 …… 1本
あればイタリアンパセリ …… 適量

作り方

1 あさりは殻をこすり合わせ、よく洗う。
2 フライパンにオリーブオイルをしいて、1、にんにく麹、赤唐辛子を炒める。さらにふたをして、あさりの口が開くまで蒸す。
3 2を器に盛り、あればイタリアンパセリを飾る。

point

あさりの砂抜きをしていない場合は、3%の塩分の水につけて、室温で約30分おきましょう。その後、さらに殻と殻をこすり合わせて、洗います。

タイの定番のっけごはんは、うどんとも相性よし！

ガパオうどん

消化促進

新陳代謝促進

材料（2人分）

にんにく麹……大さじ1
鶏ひき肉……200g
赤唐辛子のみじん切り
……2本分
A｜オイスターソース……大さじ1
　｜ナンプラー……小さじ1
バジルの葉のみじん切り
……2枝分
冷凍うどん……2玉
卵……2個
サラダ油……適量
あればバジルの葉……少々

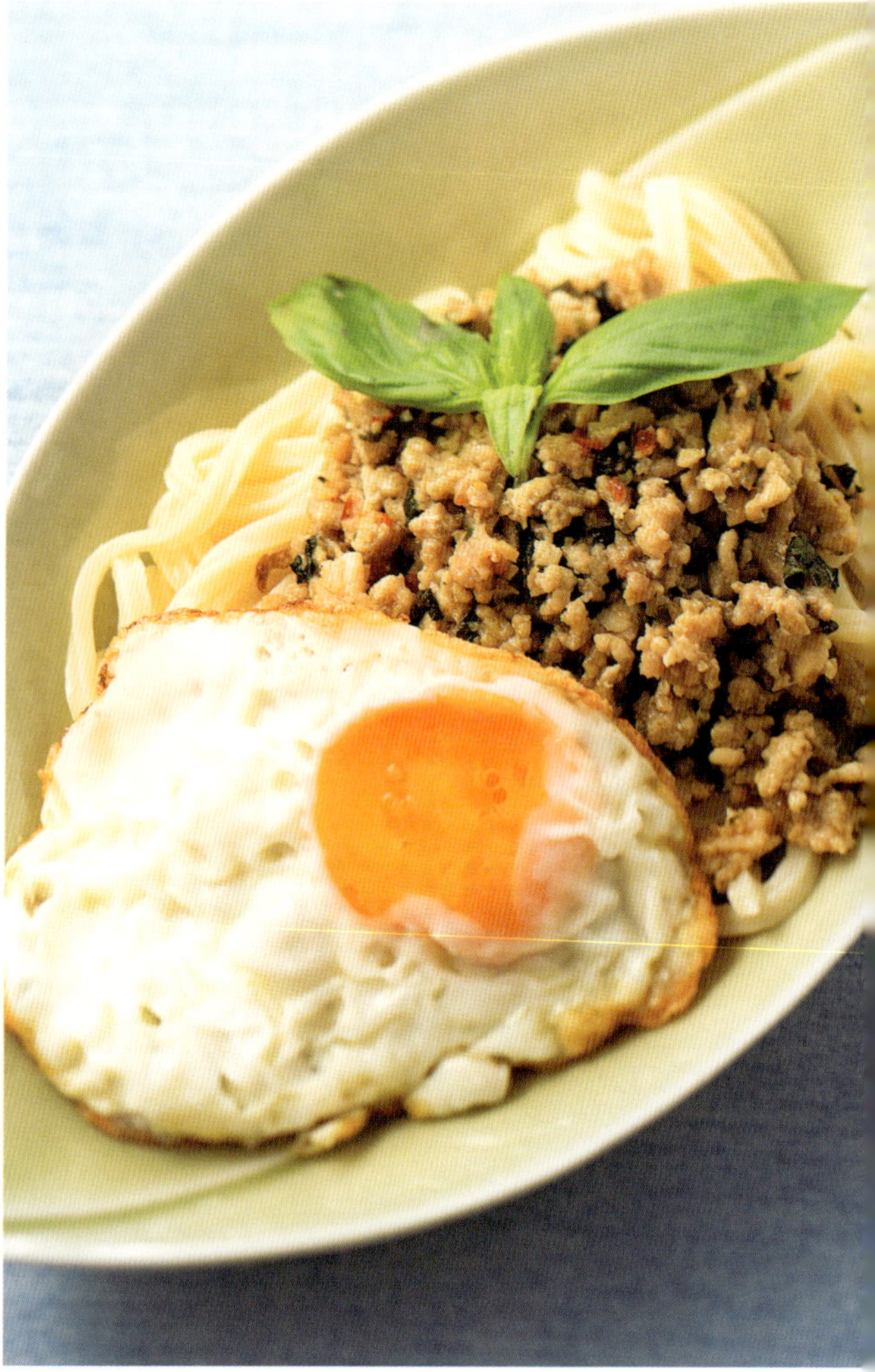

作り方

1 フライパンにサラダ油適量をしいて、にんにく麹、赤唐辛子を弱火で炒め、香りが出てきたらひき肉を入れてさらに炒める。A、バジルを加えて炒め合わせ、取り出す。
2 冷凍うどんを耐熱皿にのせ、指定の時間電子レンジで加熱する。
3 フライパンにサラダ油をしいて卵を割り入れ、好みの状態に焼く。
4 器にほぐしたうどん入れて1、2、3をのせ、あればバジルを飾る。

point

食べ方は自由ですが、途中で卵をつぶして全体にあえて食べると、より味わい深くなり、辛さもマイルドになります。

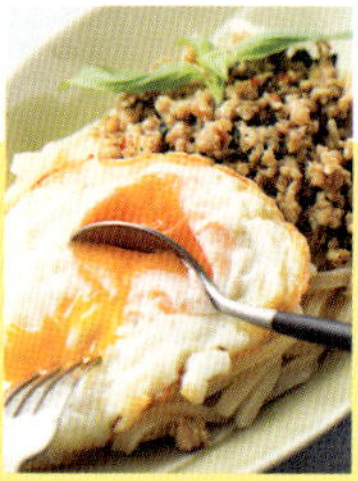

にんにく麹とオリーブオイルの最強コンビ

緑野菜のペペロンチーノ

健胃・整腸　消化促進　美肌　血行改善

材料（2人分）

にんにく麹 …… 大さじ2
パスタ …… 160g
オリーブオイル …… 大さじ4
グリーンアスパラガス …… 100g
ブロッコリー …… 100g
赤唐辛子 …… 1本

point

にんにく麹と野菜を炒め合わせれば、塩分を加える必要はなし。ビタミンAが豊富な緑黄色野菜を合わせて、抗酸化作用の高い食事に。

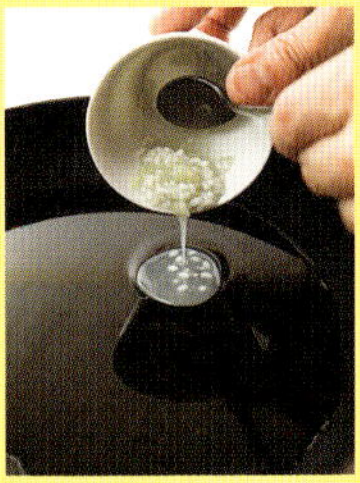

作り方

1 ブロッコリーは小房に分け、アスパラガスは根元を落とし、3cmの長さに切る。
2 鍋に湯を沸かし、塩少々（分量外）を加え、パスタを指定の時間ゆでる。パスタがゆで上がる5分くらい前に1を入れ、ともにゆでる。
3 フライパンにオリーブオイル、にんにく麹、種を除いた赤唐辛子を入れ、弱火にかける。水気をきった2、少量のゆで汁を加え、手早く混ぜ合わせる。

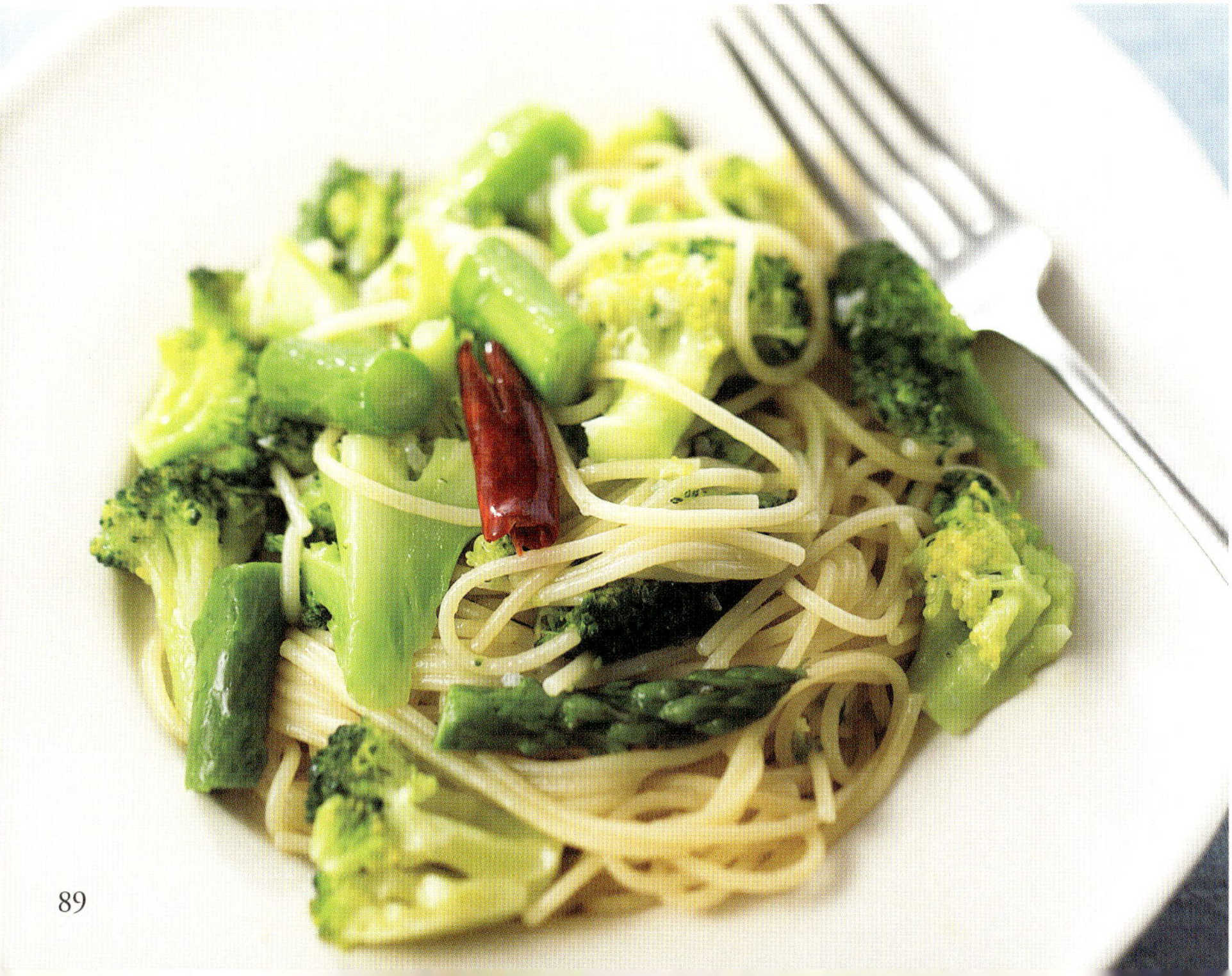

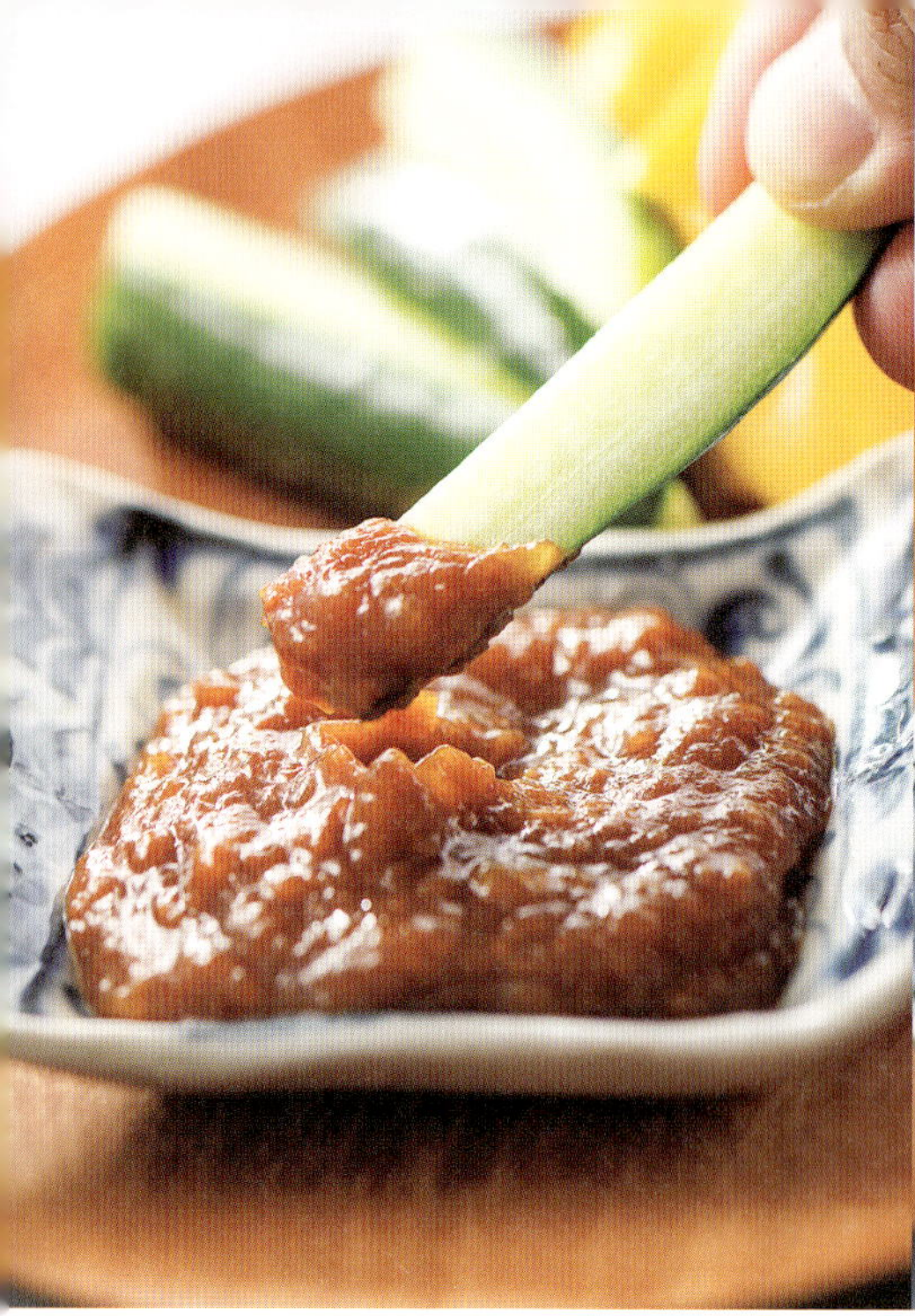

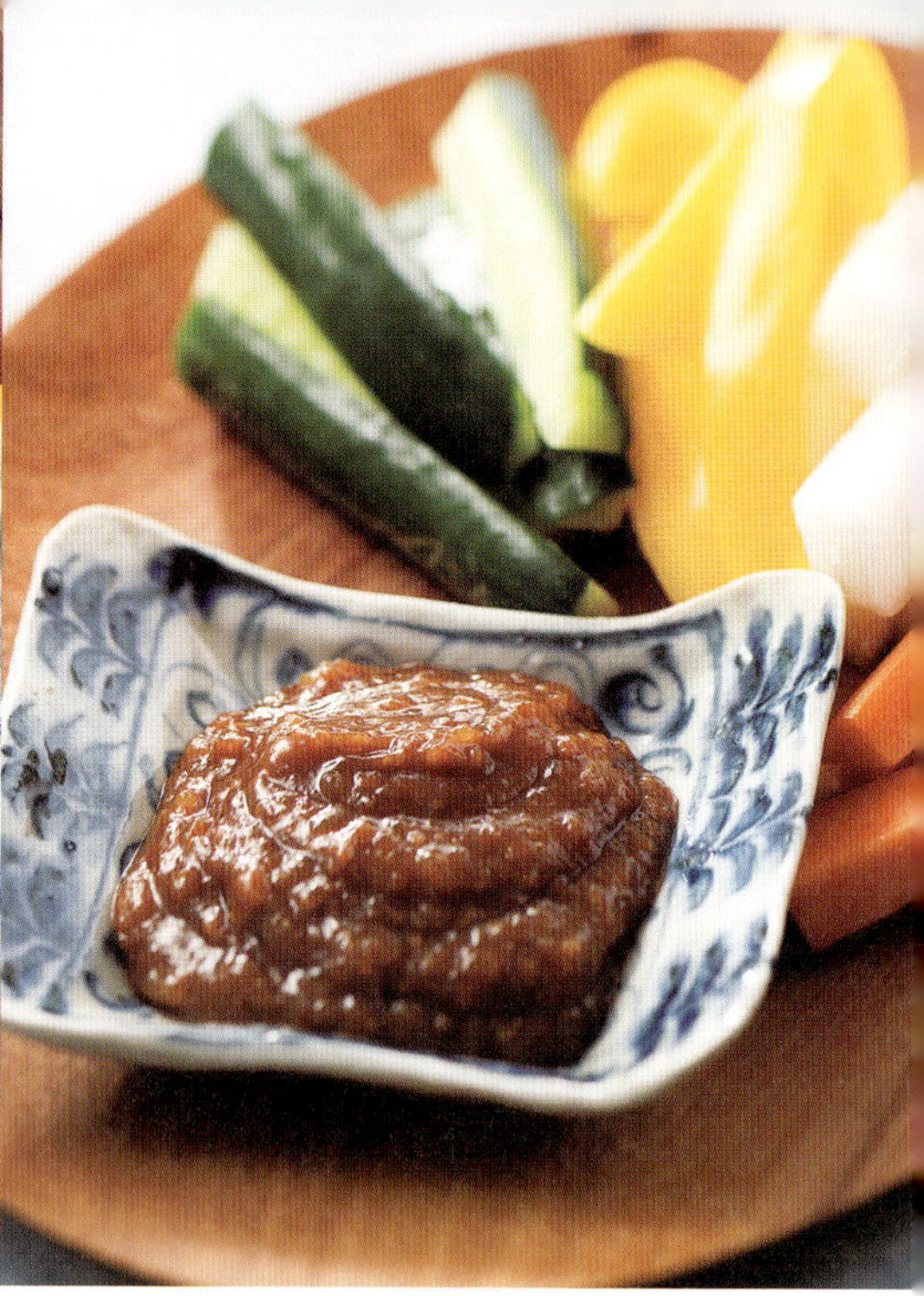

にんにく風味うま味みそは、つけてもあえても、自由に使える

にんにくみそ　生野菜添え

健胃・整腸

ダイエット

材料（2人分）

にんにく麹……大さじ2

A
- みそ……100g
- 酒……大さじ2
- みりん……大さじ2

きゅうり、パプリカ、大根、にんじんなどお好みの生野菜……適量

作り方

1 にんにく麹、Aを小鍋に入れ、混ぜながらつやが出るまで弱火にかけ、冷ます。

2 野菜をスティック状に切り、1をつけながらいただく。

point

にんにく麹のまろやかなみそは、たっぷり使っても、塩分過多にはなりません。野菜以外に肉や魚介、豆腐にも合います。

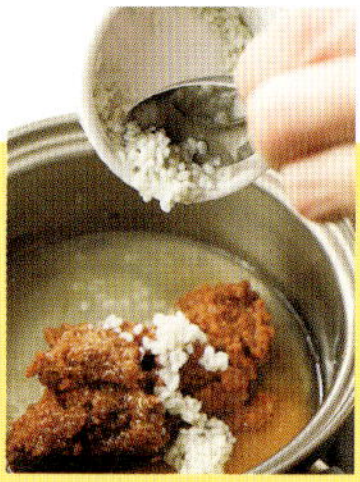

にんにく麹＋鷹の爪＋オイスターソースでうま辛に

青菜のオイスターソース炒め

健胃・整腸

ダイエット

材料（2人分）

にんにく麹 …… 大さじ1
小松菜 …… 1/2束
赤唐辛子 …… 1本
オイスターソース …… 大さじ1/2
ごま油 …… 大さじ1

作り方

1 小松菜は洗ってざく切りにし、赤唐辛子は種を取って半分に切る。

2 フライパンにごま油と1の赤唐辛子を入れて熱し、小松菜の茎や根を炒める。全体に油が回ったら葉を炒め合わせる。

3 2ににんにく麹、オイスターソースを加え、味を調える。

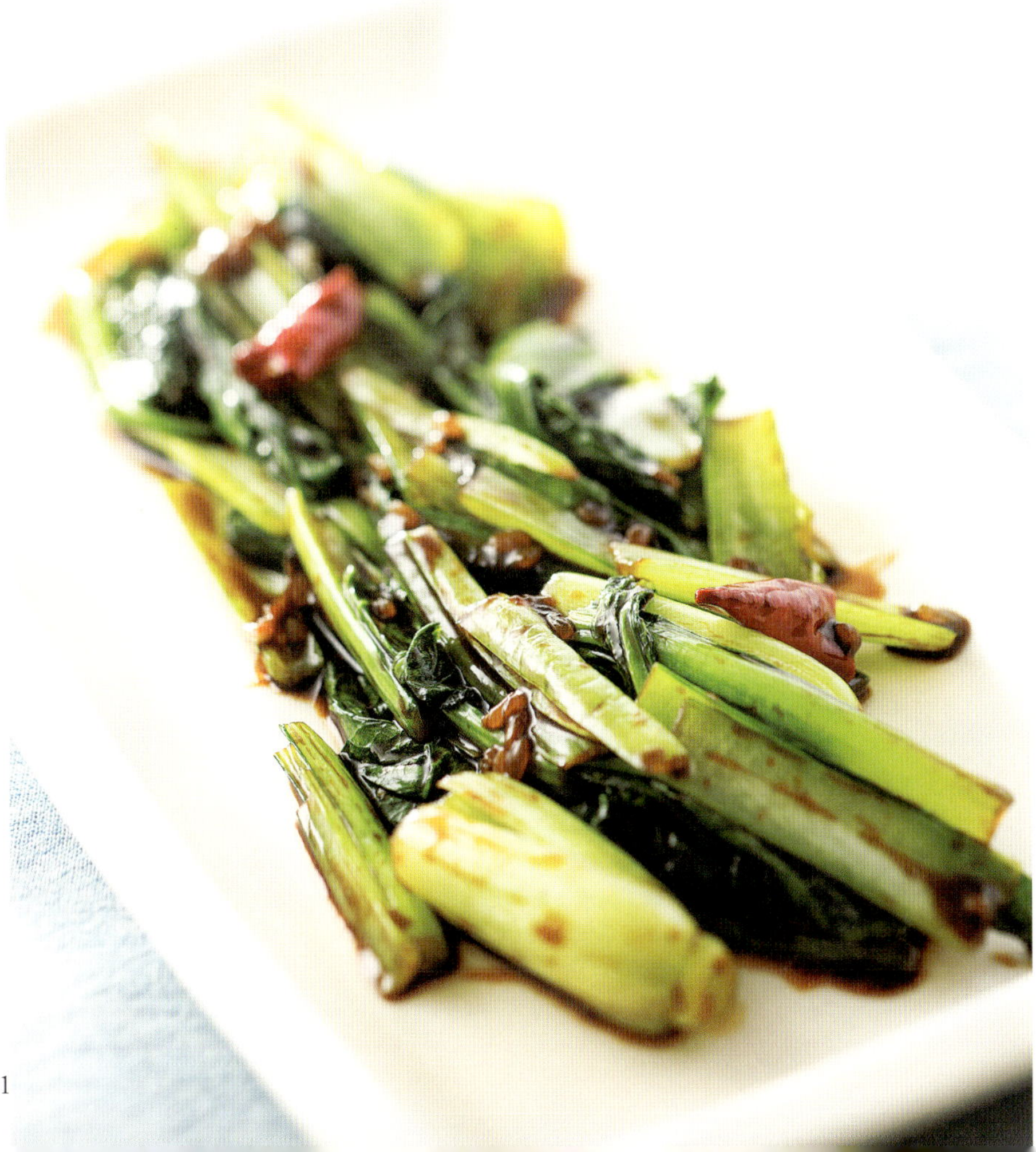

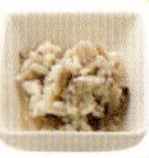

しいたけ麹レシピ

和食のだしの定番干ししいたけには、
うま味成分のグアニル酸やグルタミン酸が豊富。
麹にビタミンB群や食物繊維とともに溶け込みます。

健胃・整腸　便秘改善　疲労回復

ひき肉にしいたけ麹とにらを混ぜ込み、
食物繊維たっぷりのあんに

しいたけ麹ぎょうざ

材料（30個分）

しいたけ麹 …… 大さじ2
豚ひき肉 …… 200g
白菜 …… 1/8個
にら …… 1束
A
- ごま油 …… 大さじ1/2
- おろししょうが …… 小さじ2
- 酒 …… 小さじ1
- しょうゆ …… 小さじ1
- こしょう …… 少々

ぎょうざの皮 …… 30枚
ごま油 …… 適量
お好みで酢、しょうゆ、ラー油 …… 各適量

作り方

1 白菜とにらは細かく刻み、みじん切りにし、白菜には塩少々（分量外）をふり、しんなりしたら水気をしっかりと絞る。
2 1、ひき肉、しいたけ麹、Aを手で粘りが出るまで混ぜる。30等分しておく。
3 ぎょうざの皮に小分けにした2をのせ、皮の縁に水少々をつけて包む。残りも同様に。
4 ごま油をしいたフライパンに並べて焼き、底に焼き色がついたら、ぎょうざの1/3くらいの高さまで水を注ぎ、ふたをして蒸し焼きにする。仕上げにふたを外し、水分を飛ばす。
5 皿に並べ、お好みで酢、しょうゆ、ラー油をつけていただく。

point

皮の中央にのせるあんには、干ししいたけと白菜のうま味成分グルタミン酸がたっぷり。酢じょうゆをつけると、さっぱり味に。

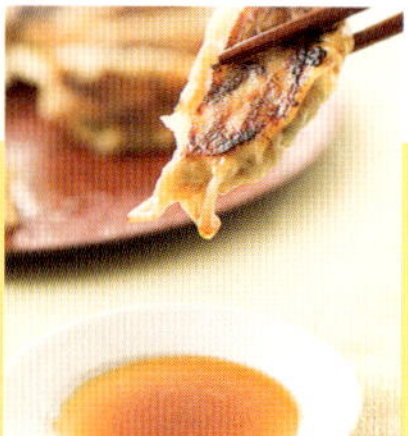

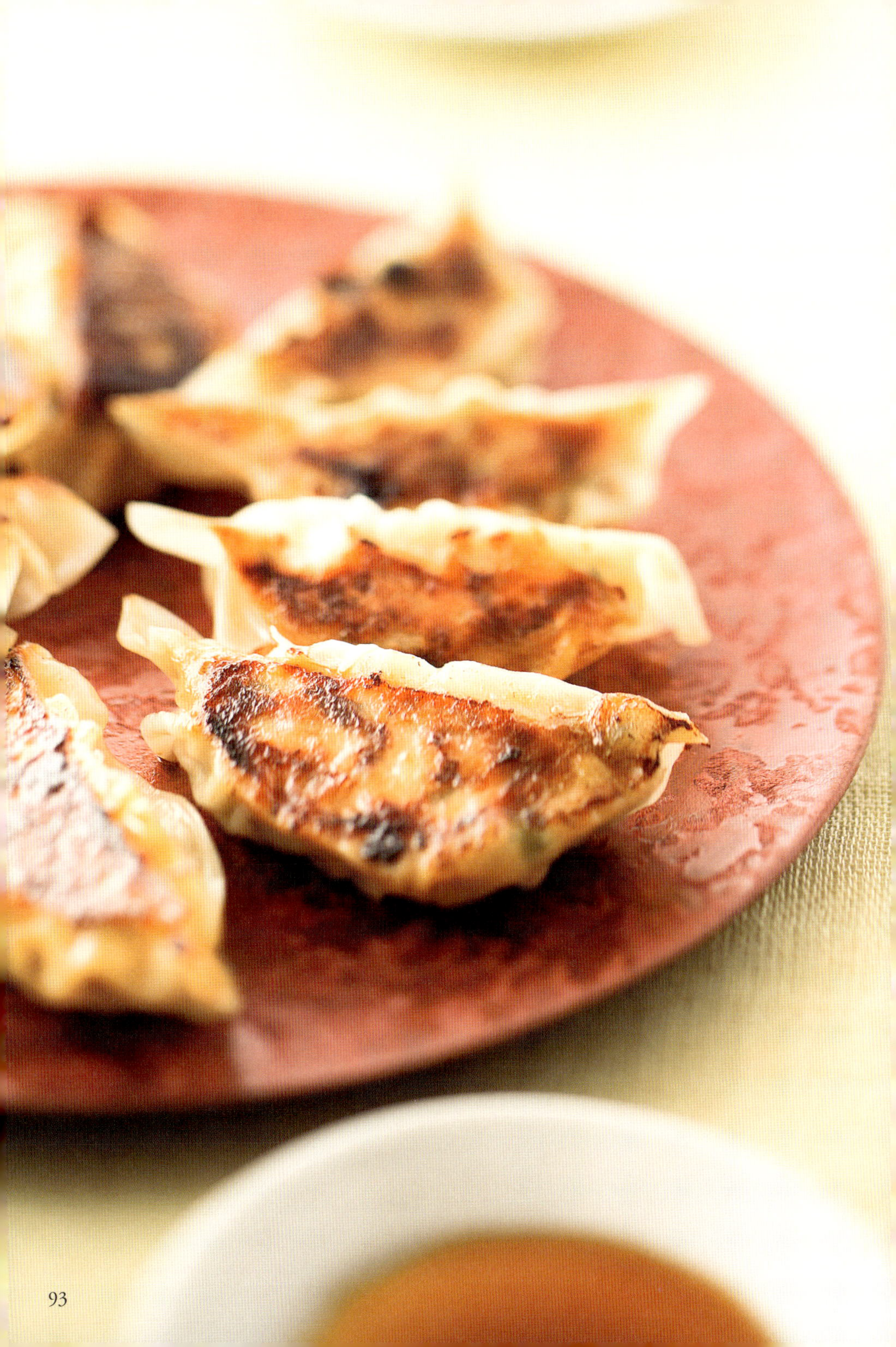

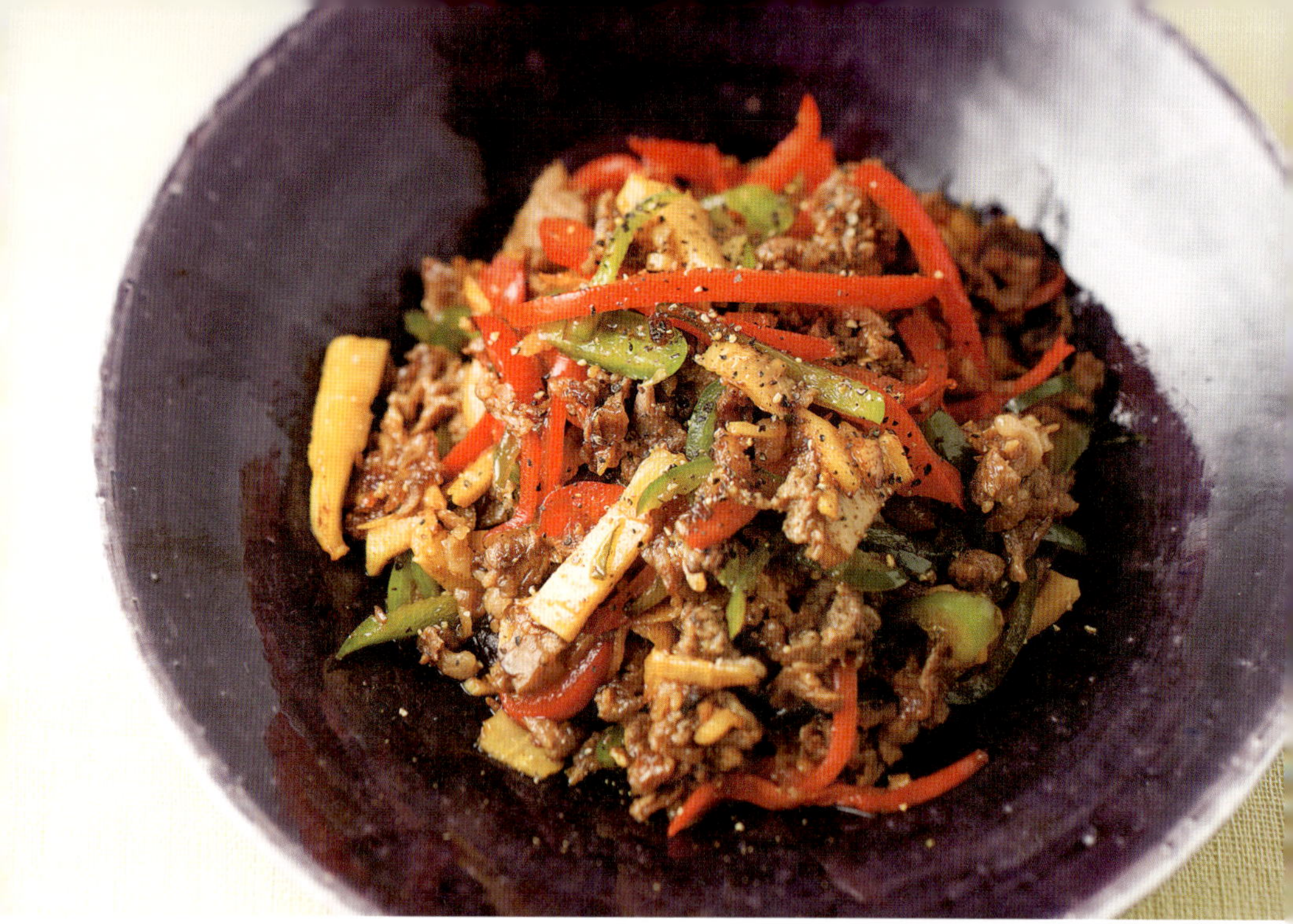

うま味豊富なしいたけ麹で人気中華も簡単!

簡単チンジャオロース

消化促進　免疫力アップ　健胃・整腸　貧血改善

材料（2人分）

しいたけ麹……大さじ2
牛薄切り肉……100g
赤ピーマン……2個
緑ピーマン……2個
たけのこの水煮……50g
A｜オイスターソース……大さじ1
A｜しょうゆ……小さじ1
A｜こしょう……少々
ごま油……大さじ1

作り方

1 牛肉を細切りにし、しいたけ麹をもみ込んでおく。
2 ピーマン、たけのこも細切りにする。
3 フライパンにごま油を熱して強火で1を炒め、火が通ったら2を炒め合わせ、Aで味を調える。

ヘルシー麹memo

たけのこは便秘解消に効果的な食物繊維、利尿作用で塩分を排泄するカリウムを多く含みます。さらにゆでるときに出てくる白い物質のチロシンには、疲労回復効果が期待できます。

低糖質高たんぱくの白身魚に食物繊維豊富なきのこを

たらと野菜の包み焼き

ダイエット　アンチエイジング　便秘改善　新陳代謝促進

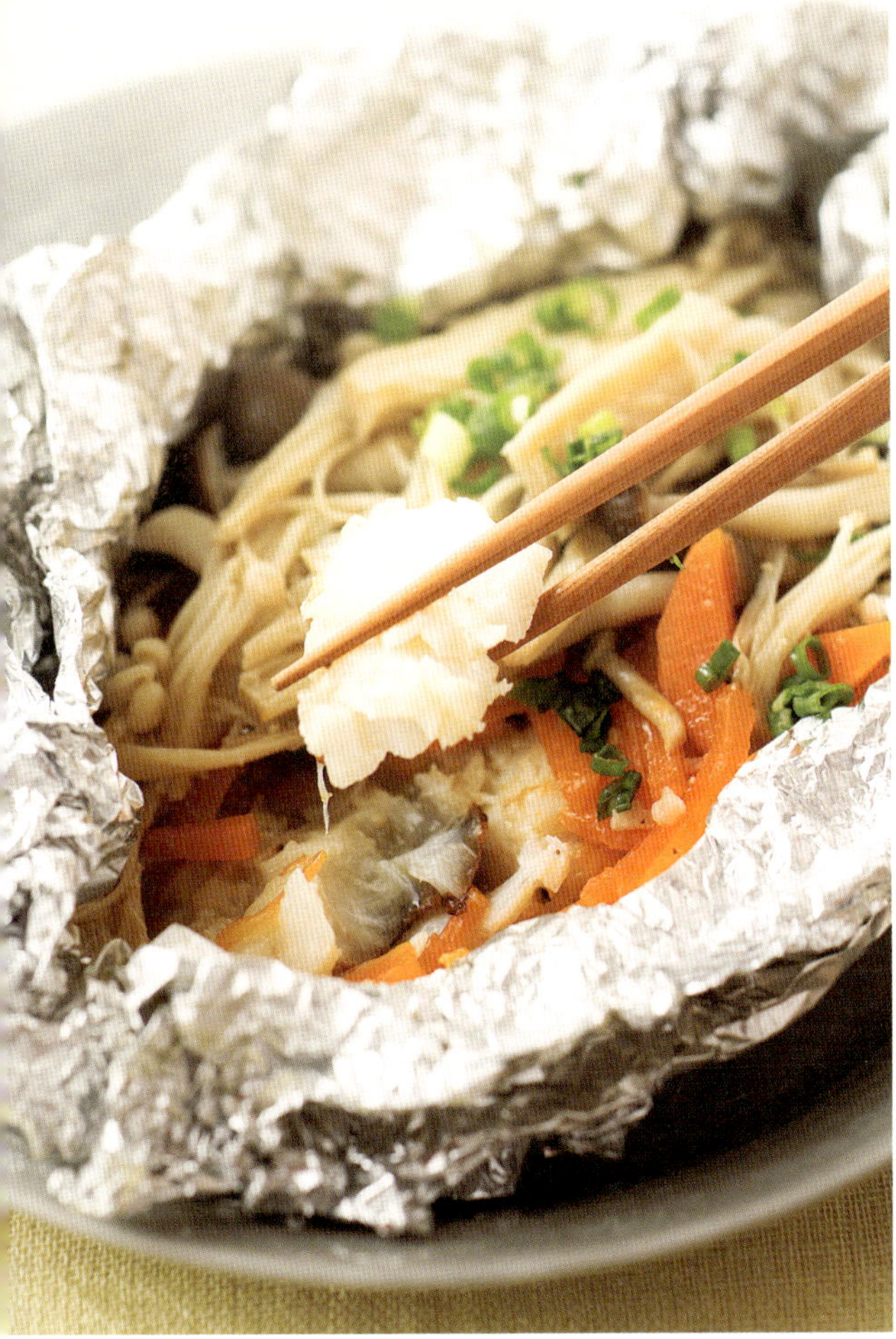

材料（2人分）

しいたけ麹……大さじ2
たら……2切れ（120g）
にんじん……50g
えのきだけ……50g
しめじ……50g
バター……10g
万能ねぎ……適量

作り方

1 にんじんは、細切りにする。しめじは石づきを取り、えのきだけは根元を切って、ともに小房に分けてほぐす。
2 アルミホイルを広げた上に、たらを置き、1をのせる。さらにしいたけ麹とバターをのせて、アルミホイルの口をしっかり閉じる。上からもう一度アルミホイルで包む。
3 フライパンに2をのせ、ふたをして弱めの中火で10分くらい蒸し焼きにする。仕上げに万能ねぎの小口切りを散らす。

point

きのこ類は、血中コレステロールを下げるエリタデニンを含み、食物繊維とともに動脈硬化や高血圧を改善します。またレンチナンという成分もあり、抗がん作用があるといわれます。

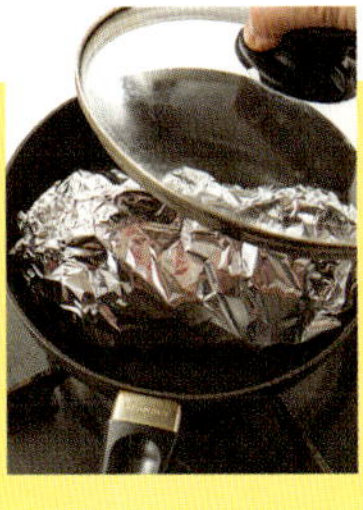

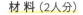

えびと豚肉のビタミンEには血圧降下作用が

上海風焼きそば

消化促進　免疫力アップ　疲労回復　血行改善

材料（2人分）

しいたけ麹……大さじ2
豚ばら肉……120g
えび……8尾（約120g）
ピーマン……2個
キャベツ……2枚
にんじん……40g
長ねぎ……15cm長さ
A
しょうがのみじん切り……1かけ分
にんにくのみじん切り……1かけ分
B
オイスターソース……大さじ2
紹興酒……大さじ2
酢……小さじ1
ラー油……小さじ1
中華蒸し麺……2玉（170g×2個）
水……大さじ1〜2
ごま油……大さじ3

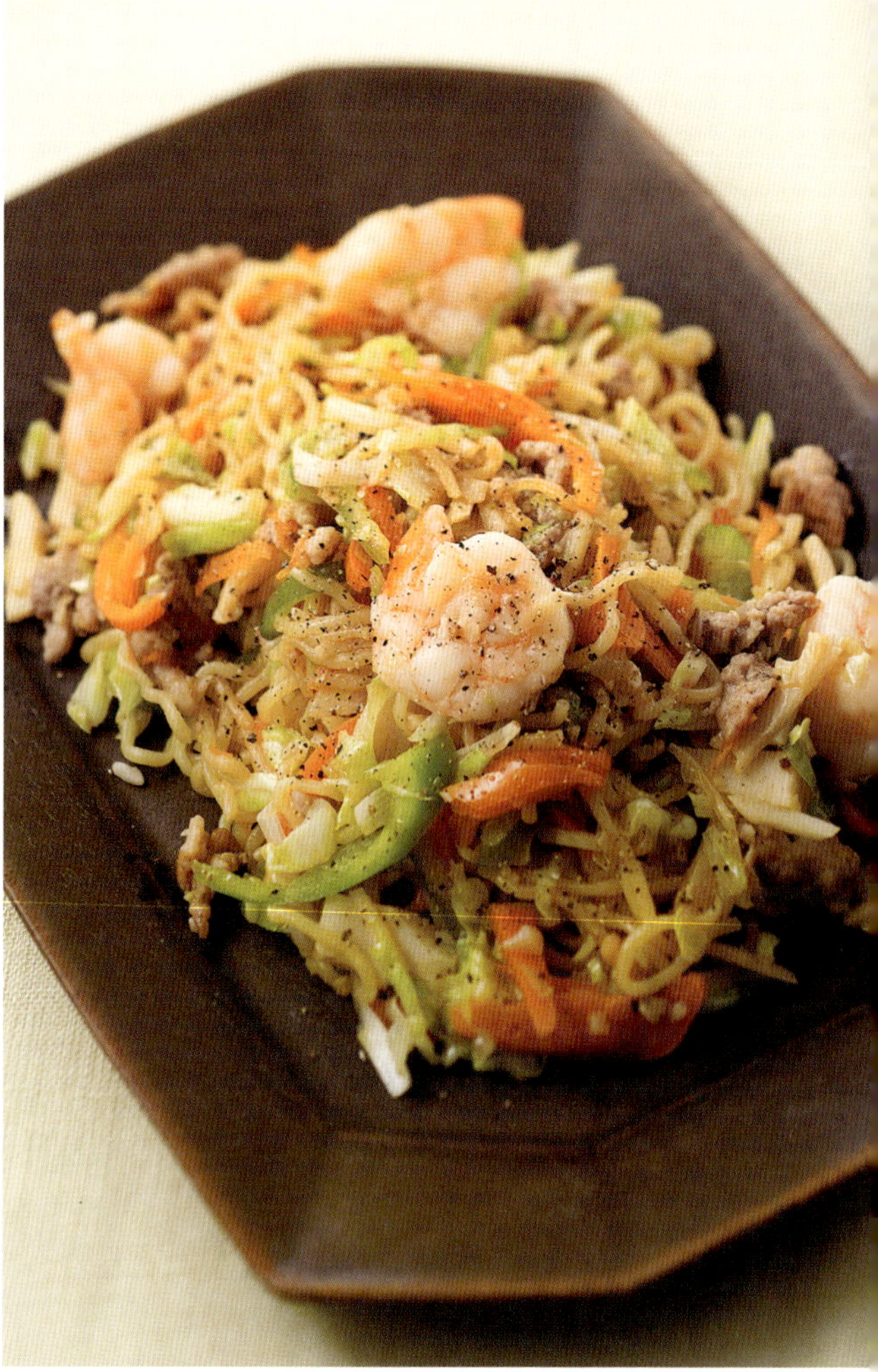

作り方

1 豚肉は細切りにし、えびは背ワタを取って水洗いし、水気を拭く。ボウルにしいたけ麹とともに入れ、もみ込む。
2 ピーマン、キャベツ、にんじん、長ねぎも細切りにする。
3 フライパンにごま油大さじ1を熱し、1、Aを入れてざっと炒めて取り出す。
4 3のフライパンに残りのごま油を入れて2を炒め、麺と水を加えてほぐしながらさらに炒める。3を戻し、Bを入れて炒め合わせる。

point

えびは片栗粉と塩でもんでから水洗いすると、臭みが取れて身が縮まらず、プリプリな状態に仕上がります。

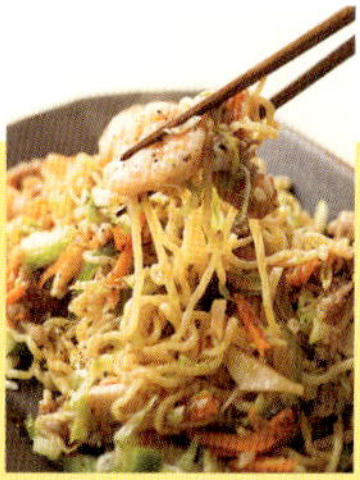

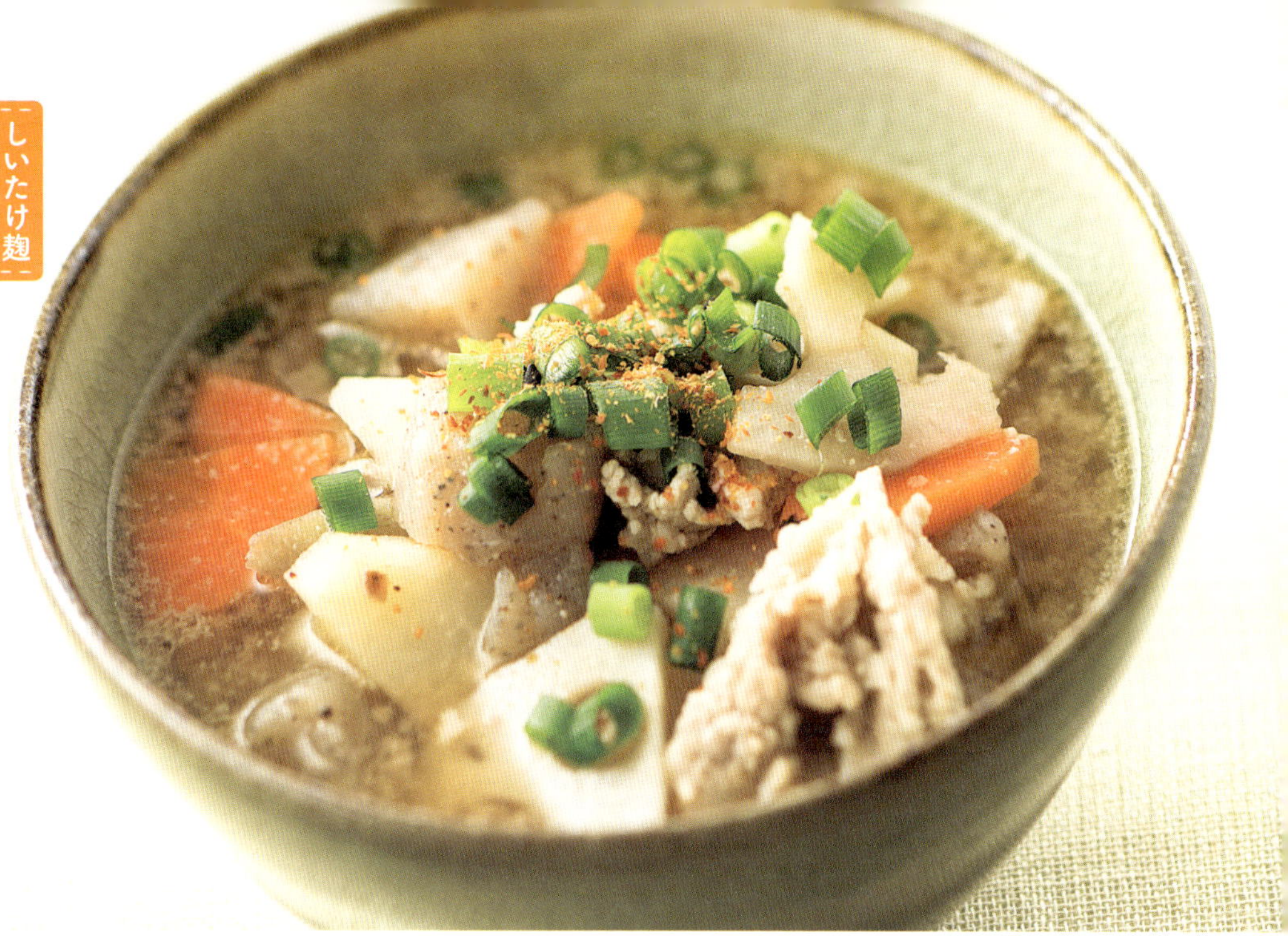

1杯で栄養バランスが整う、おかず汁もの

うま味豚汁

消化促進　免疫力アップ　健胃・整腸　疲労回復

材料（2人分）

しいたけ麹 …… 大さじ3
豚ばら肉 …… 70g
こんにゃく …… 1/4枚
ごぼう …… 1/4本
さといも …… 大1個
れんこん …… 1/2節
にんじん …… 1/4本
大根 …… 5cm長さ
ごま油 …… 大さじ1
みそ …… 40g
だし …… 3カップ
万能ねぎの小口切り …… 適量
お好みで七味唐辛子 …… 適量

作り方

1. 豚肉は2cm幅に切り、こんにゃくはひと口大にちぎる。ごぼうはよく洗って乱切り、さといも、れんこん、にんじん、大根はいちょう切りにする。
2. 鍋にごま油をしいて1を強火で炒め、全体に油が回ったら、だしとしいたけ麹を加える。あくを取りながら、中火で15分くらい煮る。
3. 火を止めてみそを溶き入れ、ひと煮立ちさせる。器に盛って万能ねぎを散らし、お好みで七味唐辛子をふる。

ヘルシー麹 memo
しいたけ麹やみそなどの発酵食品、根菜、こんにゃくの食物繊維が腸の働きを促進し、食べるほどに善玉菌を増やして腸内環境が改善されます。

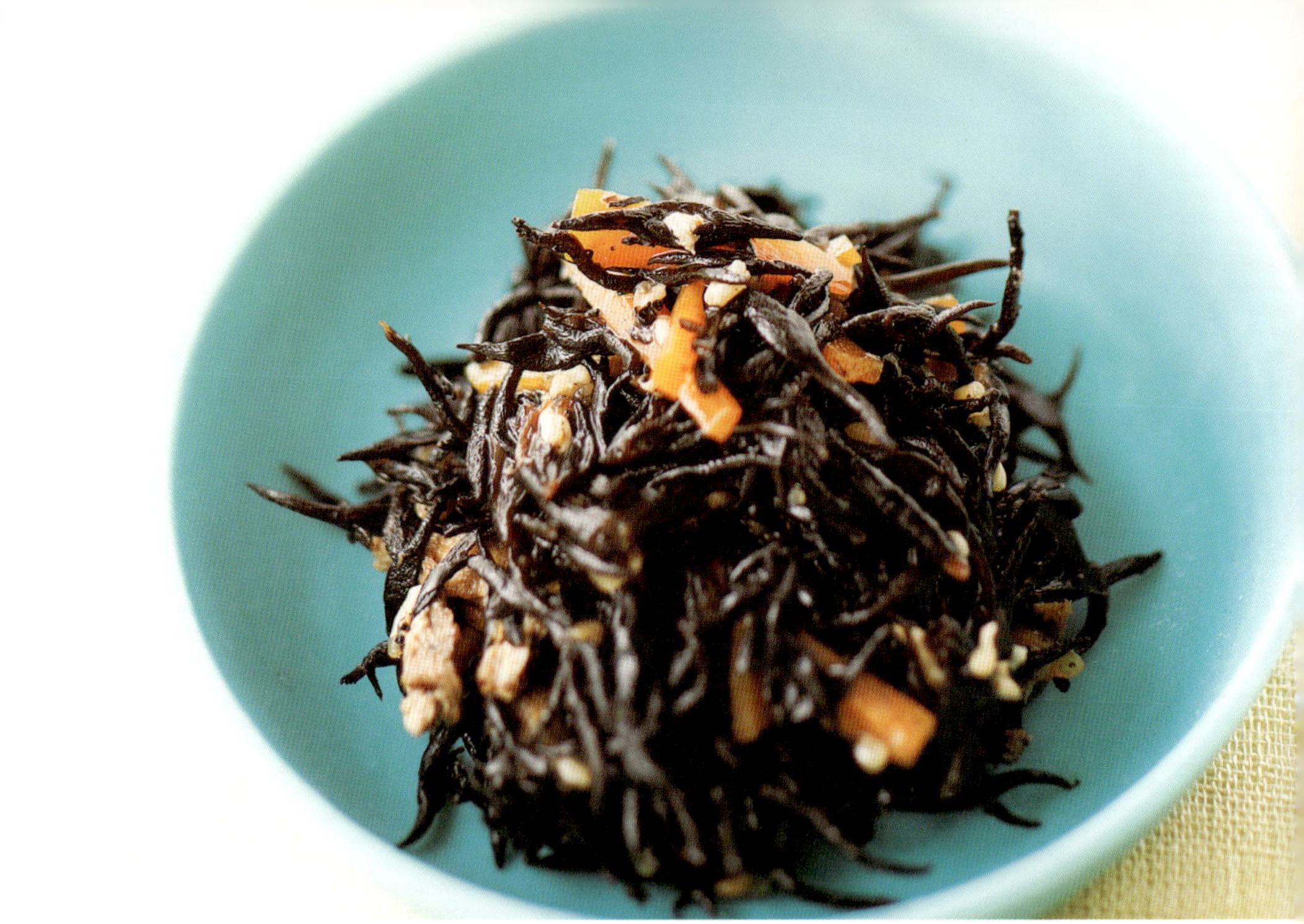

しいたけ麹のビタミンDがひじきのカルシウム吸収を促進

しいたけ麹のひじき煮

貧血改善
便秘改善

材料（作りやすい分量）

しいたけ麹……大さじ1
芽ひじき（乾燥）……30g
油揚げ……1枚
にんじん……60g
水……1カップ
A
- みりん……大さじ4
- しょうゆ……大さじ2
- 酒……大さじ1

作り方

1 ひじきを水（分量外）で戻し、水気をきる。
2 油揚げは熱湯をかけて油抜きをして、縦半分に切ってから細切りにする。にんじんは3cmの長さの細切りにする。
3 鍋に水としいたけ麹を入れて火にかけ、煮立ったらA、1、2を加える。落としふたをして、弱めの中火で8分くらい煮る。

point

ひじきのカルシウムや鉄、食物繊維の含有量は、海藻の中でもトップクラス。おいしく食べるには、汁気がなくなるまで煮て、味をじっくりとしみ込ませることです。

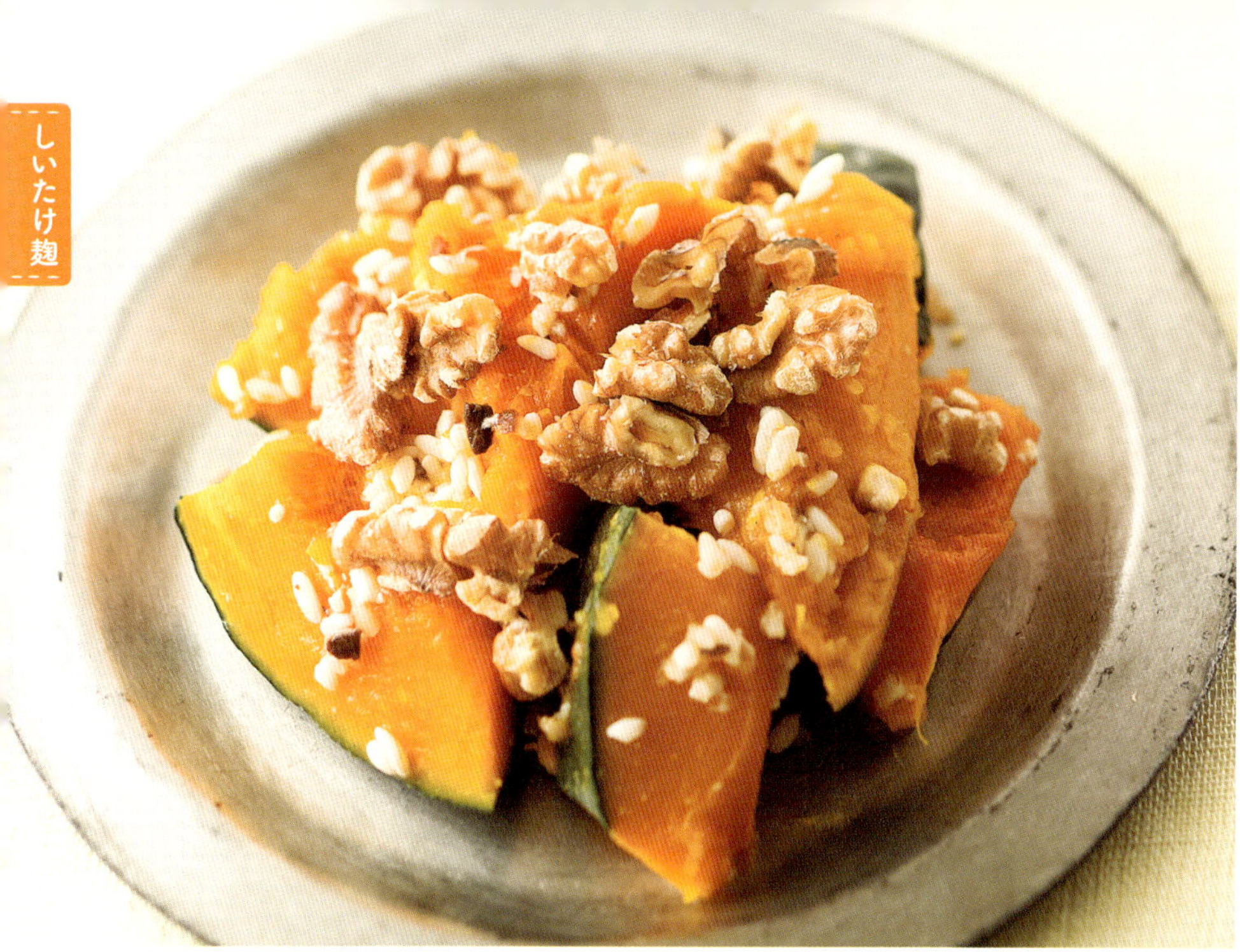

若返り効果に富む、かぼちゃのビタミン類をしっかり摂取

かぼちゃとくるみのしいたけ麹あえ

免疫力アップ　アンチエイジング

材料（2人分）

かぼちゃ …… 200g
しいたけ麹 …… 適量
くるみ …… 7、8粒

作り方

1 かぼちゃを食べやすい大きさに切り、耐熱皿に並べる。ふんわりとラップをかけ、電子レンジに4分くらいかける。
2 くるみはフライパンでから炒りし、適当な大きさに刻む。
3 皿にかぼちゃをのせてしいたけ麹をかけ、くるみを散らす。食べるときによく混ぜる。

ヘルシー麹 memo

かぼちゃに豊富なβカロテンに、オメガ3系の油分を含むくるみを絡めて、抗酸化力の高いひと品に仕上げます。

やさい麹で便利な作り置き

発酵食品の「やさい麹」は、保存を高める調味料でもあります。いつもの調味料に代えて使うと、料理の日持ちを長くすることが可能です。

例えば、常備菜として人気の肉そぼろも、冷蔵庫で1週間くらいは保存できます。しかも調味料も少なくてすむので、とても経済的です。

また漬物もいつもの一夜漬けが、数日もつので、少し多めに浸けておくのも賢い方法です。余った野菜でOKですが、酢を加えると塩味がマイルドになります。

ジャムは麹の甘みを利用して、煮詰めるだけで上品な甘みを感じます。

常備菜

ごはんのすすむひと品。
野菜などに合わせてもよし!

肉そぼろ

材料（作りやすい分量）

玉ねぎ麹……大さじ3
豚ひき肉……150g
おろししょうが……5g

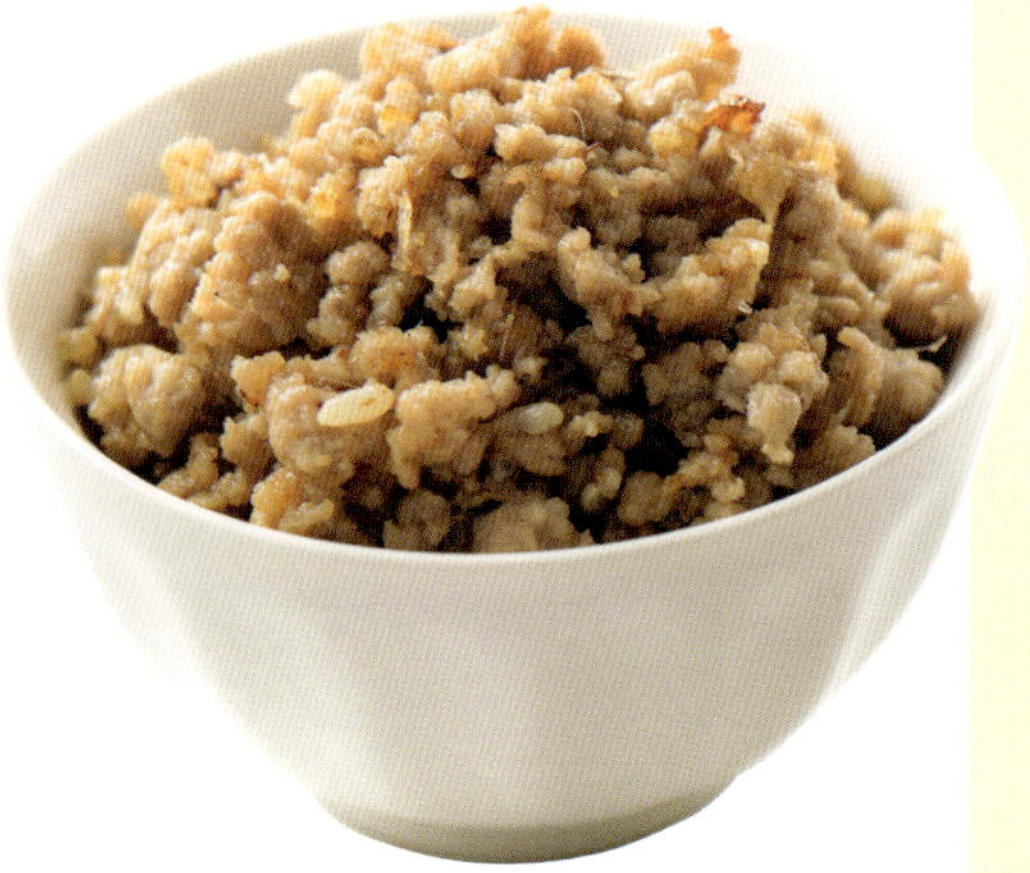

作り方

❶ フライパンに豚ひき肉としょうがを入れて中火で炒める。
❷ ❶に玉ねぎ麹を加え、水分が飛んでポロポロになるまで炒め合わせる。

＊冷蔵庫で約１週間、保存可能。

漬け物

ピクルス、浅漬けを玉ねぎ麹、にんにく麹で作る。すぐでも食べられるが、時間が経つとより味がなじむ。

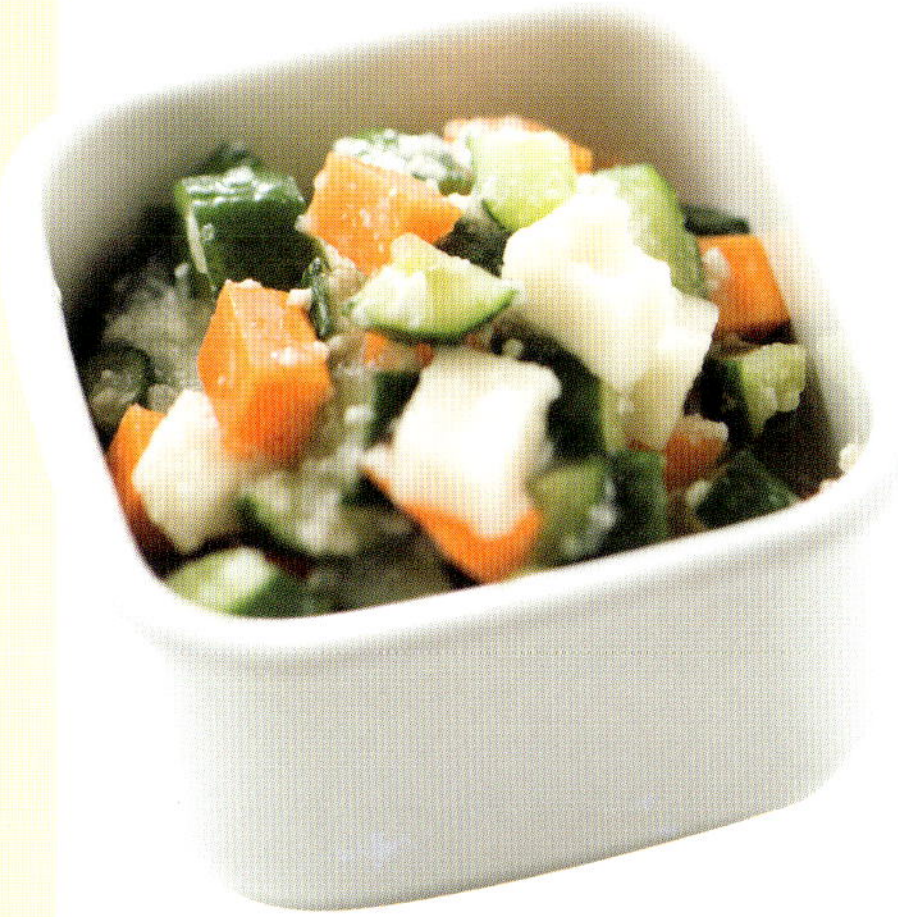

ピクルス

材料（作りやすい分量）

玉ねぎ麹 …… 大さじ3
きゅうり …… 1本
大根、にんじん …… 各50g
酢 …… 大さじ2

作り方

❶野菜は小さめの角切りにし、塩少々（分量外）をもみ込み、しんなりしたら水気を絞る。
❷❶に玉ねぎ麹と酢を混ぜ合わせる。

＊すぐでもおいしいが、
2〜3時間おくとよりおいしい。
＊冷蔵庫で約1週間、保存可能。

浅漬け

材料（作りやすい分量）

にんにく麹 …… 大さじ4
キャベツ …… 200g
酢 …… 大さじ2

作り方

❶キャベツはざく切りにし、塩少々（分量外）をもみ込み、しんなりしたら水気を絞る。
❷❶ににんにく麹と酢を加えて混ぜ合わせる。

＊すぐでもおいしいが、
2〜3時間おくとよりおいしい。
＊冷蔵庫で約1週間、保存可能。

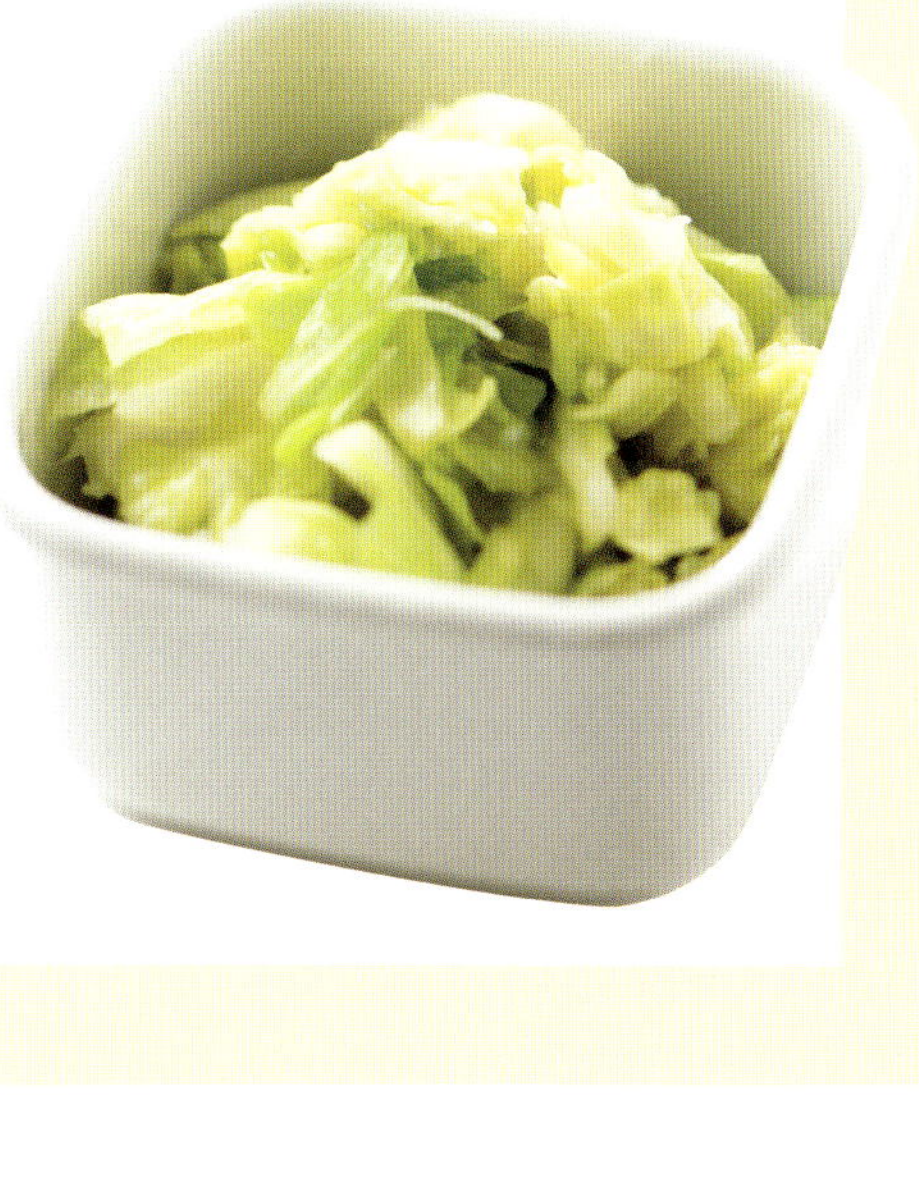

野菜ジャム

「やさい麹」を煮詰めると、
麹の甘みで上品なジャムに変身。
パンや野菜にのせるとおいしい!

トマト麹＋生トマトで
トマトジャム▶**チャツネ風**

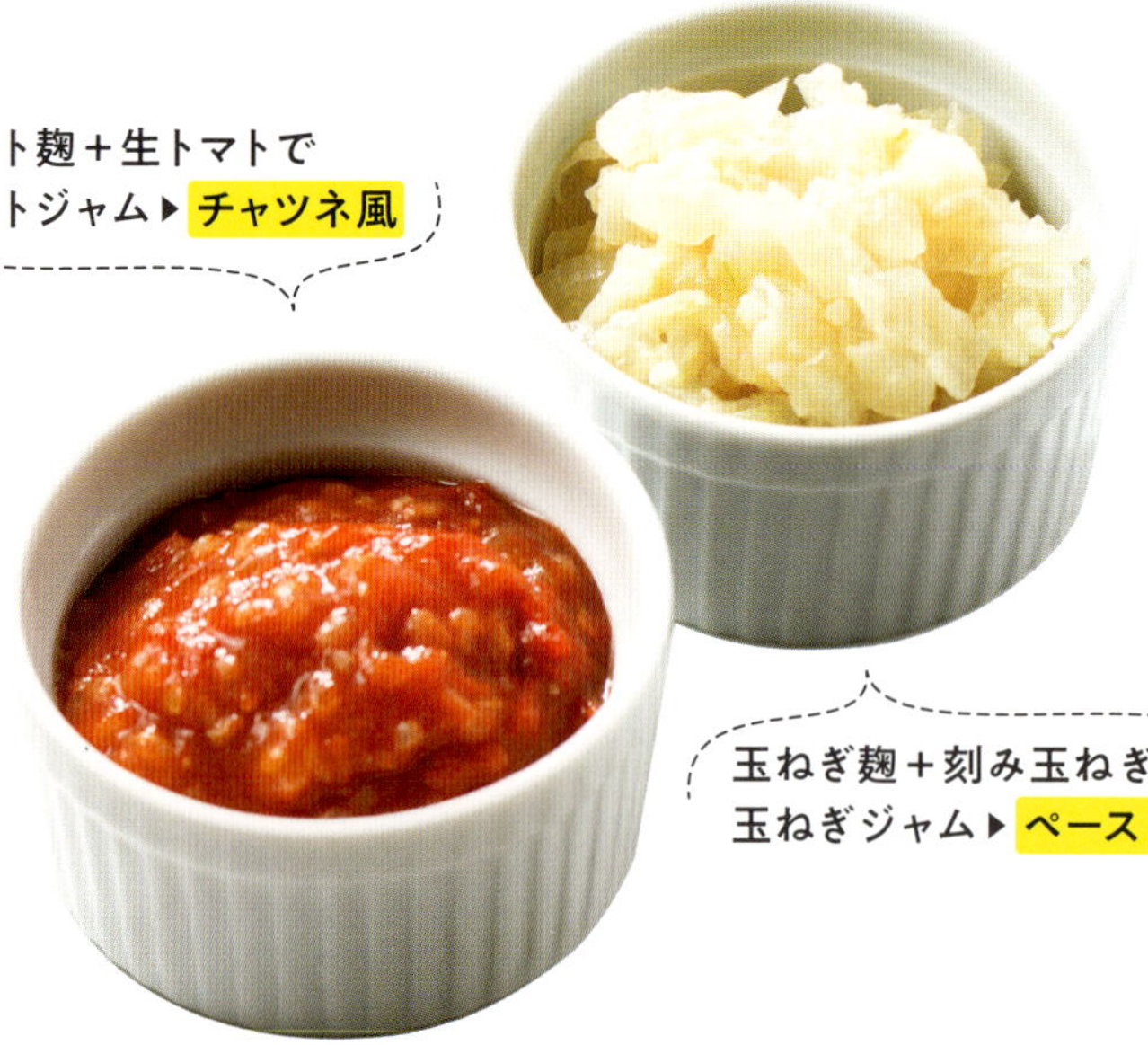

玉ねぎ麹＋刻み玉ねぎで
玉ねぎジャム▶**ペースト風**

トマトジャム

材料（作りやすい分量）

トマト麹……大さじ4
トマト……250g

作り方

❶ざく切りにしたトマトとトマト麹を鍋に入れ、中火〜弱火で焦げないように煮詰める。
❷❶の水分が飛んだら火を止め、清潔な保存容器に移す。粗熱が取れたら、冷蔵に入れて保存する。

＊冷蔵庫で約１週間、保存可能。

玉ねぎジャム

材料（作りやすい分量）

玉ねぎ麹……大さじ4
玉ねぎのみじん切り……250g

作り方

❶刻んだ玉ねぎと、玉ねぎ麹を鍋に入れ、中火〜弱火で焦げないように煮詰める。
❷❶の水分が飛んだら火を止め、清潔な保存容器に移す。粗熱が取れたら、冷蔵に入れて保存する。

＊冷蔵庫で約１週間、保存可能。

第5章

「やさい麹」と発酵食品でもっと健康！

W《ダブル》発酵レシピ

食べるくすり「やさい麹」に発酵食品を合わせれば、相乗効果で健康効果が倍増！うま味も格段にアップします。おすすめアイデアレシピをご紹介します。

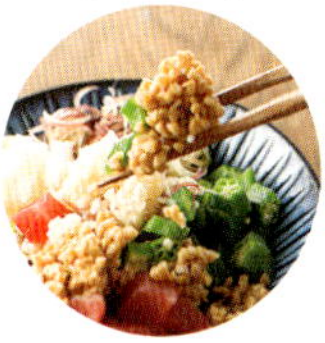
＼＋納豆／

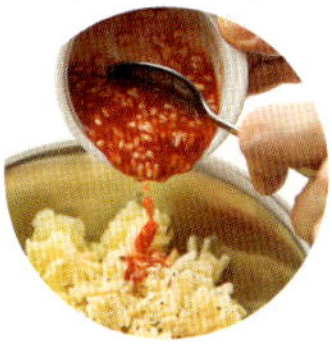
＼＋チーズ／

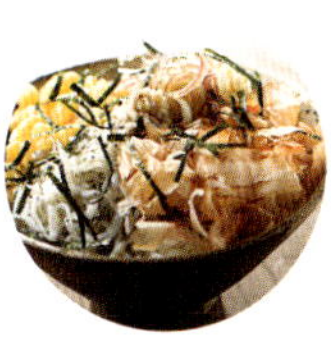
＼＋かつお節／

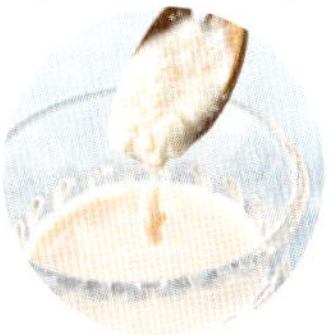
＼＋ヨーグルト／

の期待効果

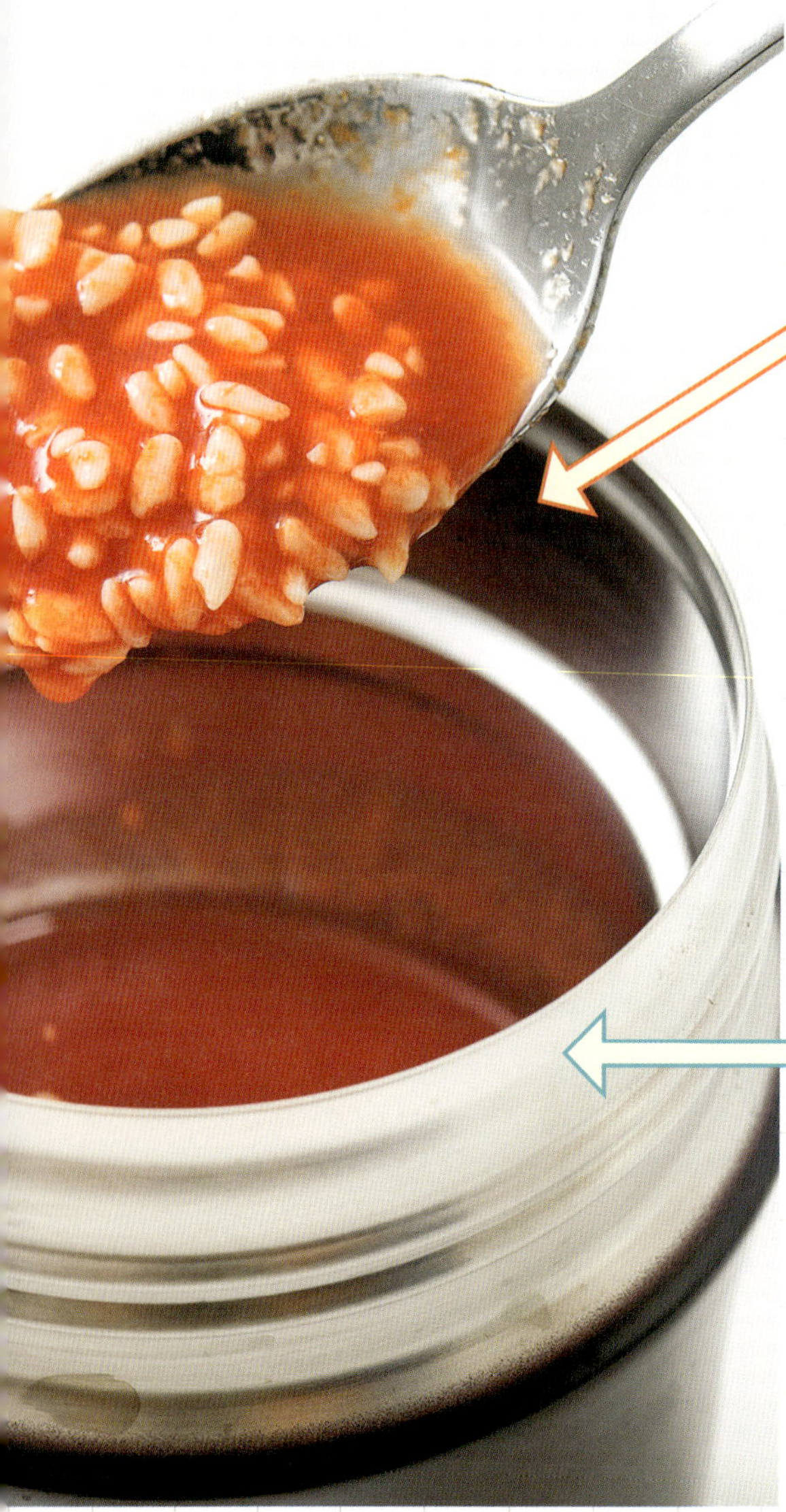

納豆

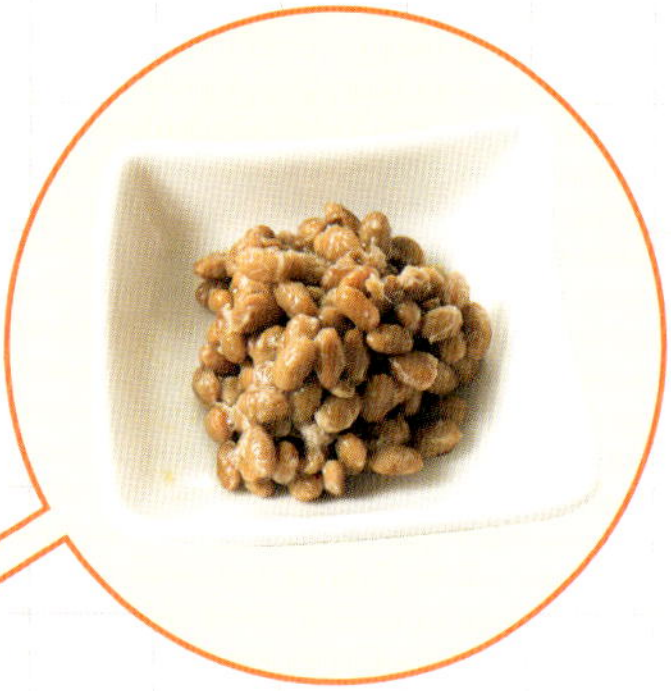

食物繊維が豊富な大豆たんぱく質の納豆に、「やさい麹」に加えると、香りがやさしくなります。麹の粒を考えると、小粒やひきわりタイプがなじみやすい。

プレーンヨーグルト

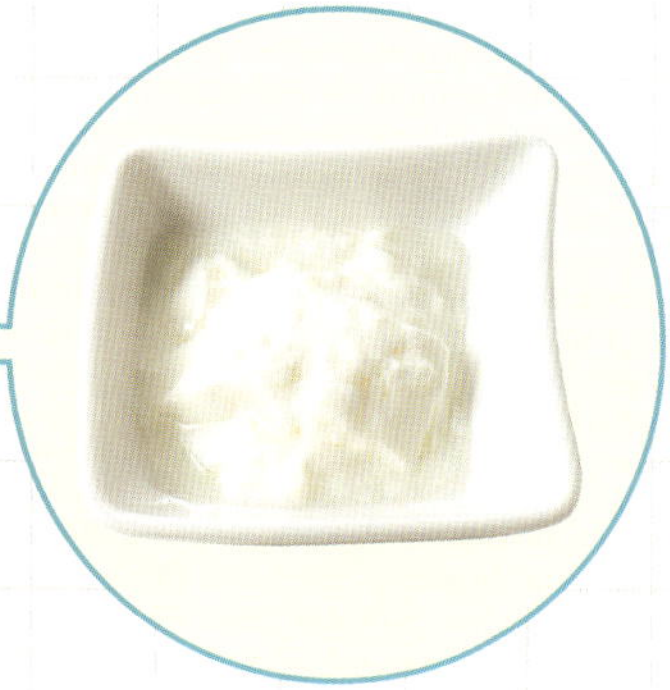

プレーンヨーグルトの酸味で、「やさい麹」の味わいをさっぱりと。どちらも腸内環境に抜群の効果があるので、食べるほどに体調が整ってきます。

W《ダブル》発酵レシピ

いつもなら単品で食べてしまいがちな、手軽な発酵食品ですが、これに「やさい麹」を加えるだけで、栄養価も味わいも、驚くほど高まります。

発酵食品同士なので、どの「やさい麹」と組み合わせても好相性で、おいしくなります。「やさい麹」の味がしっかりしているので、余分な調味料は不要です。

チーズ

チーズの種類はお好みでOKですが、塩分が多いものがあるので、できるだけ少ないものを選ぶこと。「やさい麹」と混ぜるときは、粉やカットタイプがオススメ。

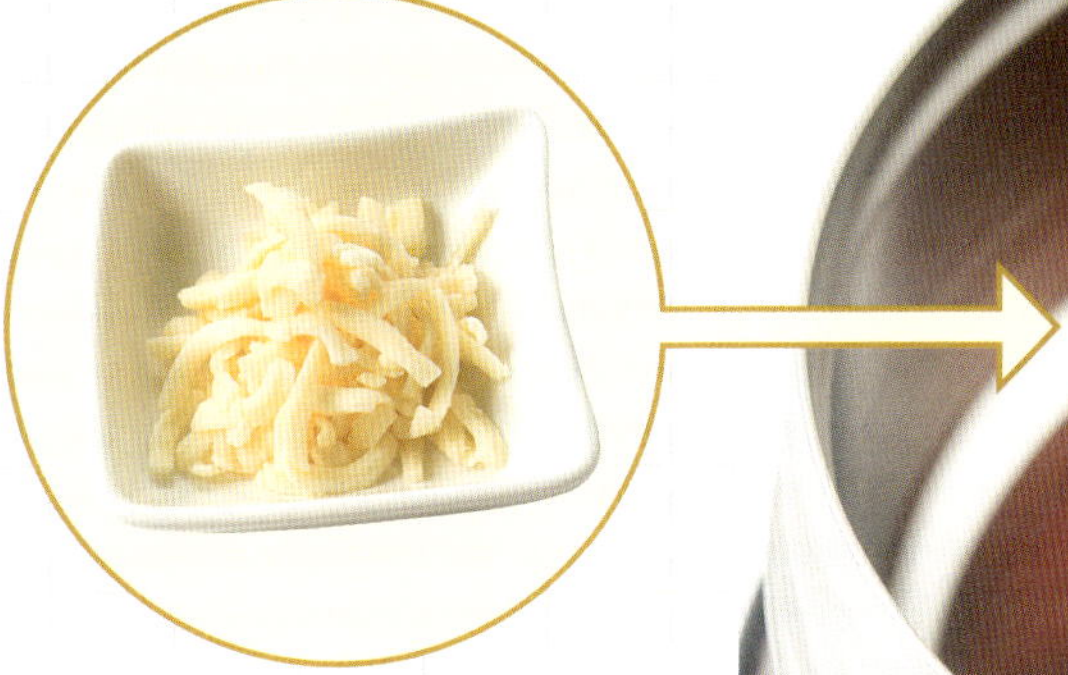

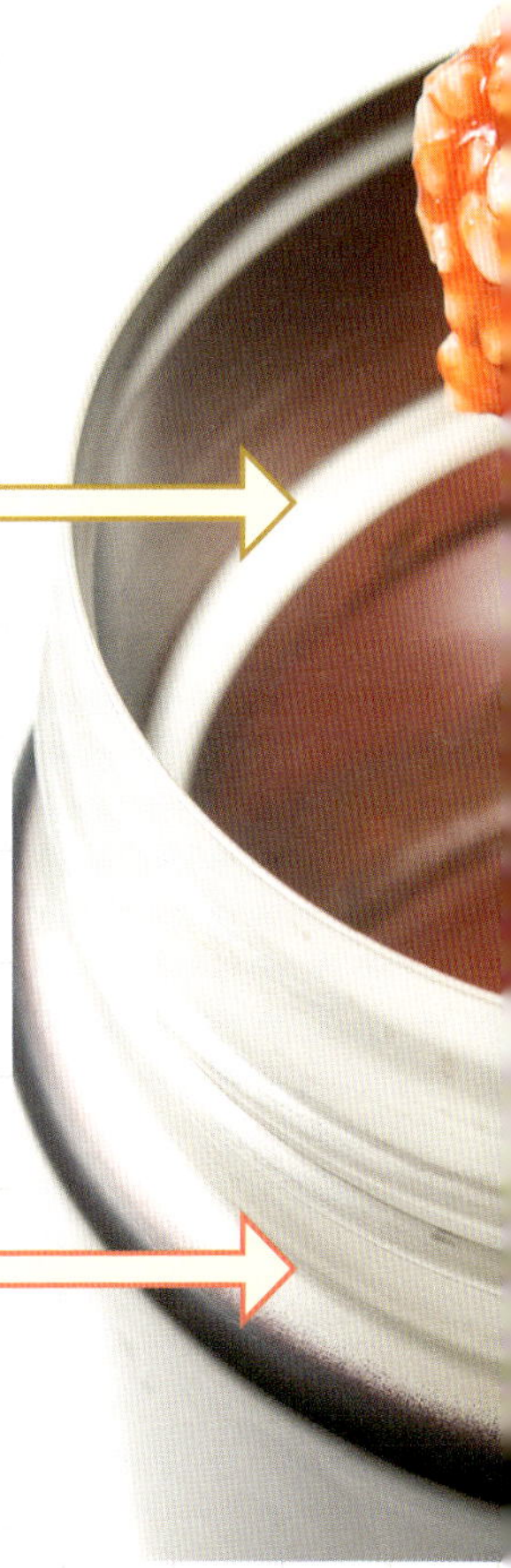

かつお節

かつおを加工したけずり節には、ほのかに天然の塩分があります。できるだけ塩味のない食材と合わせたり、薬味や隠し味として使うようにします。

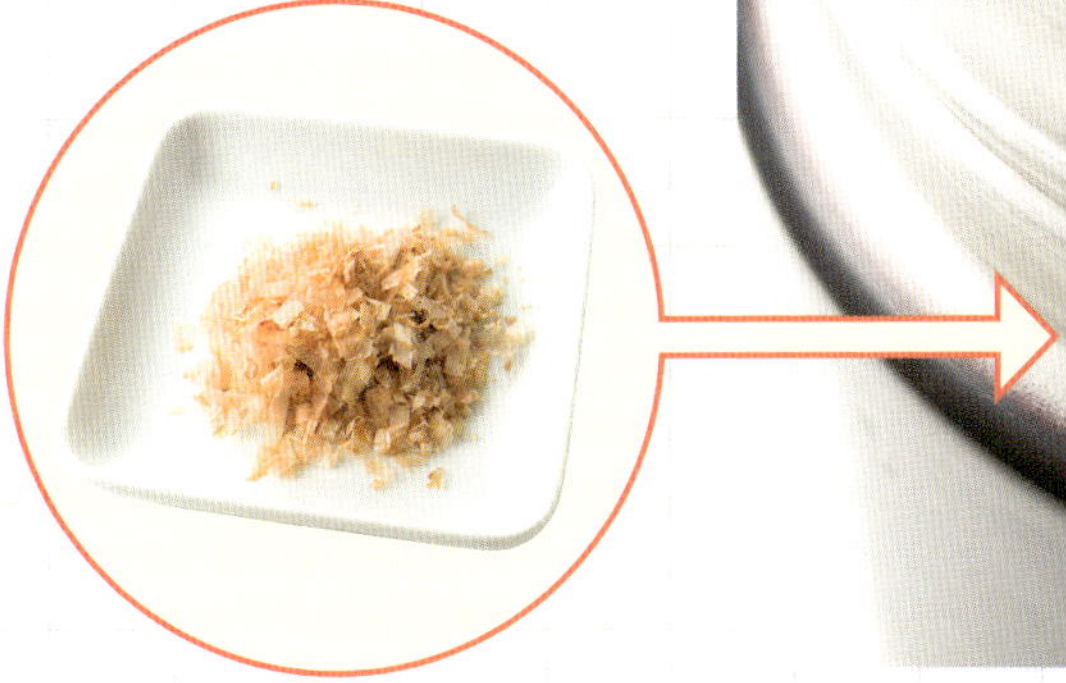

納豆×やさい麹レシピ

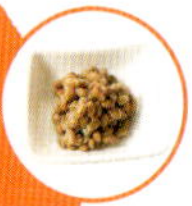

大豆を発酵させる納豆の代表的な栄養素はビタミンB_2。疲労回復や脂肪燃焼などが望めます。やさい麹と合わせ、酵素の力で吸収力アップ。

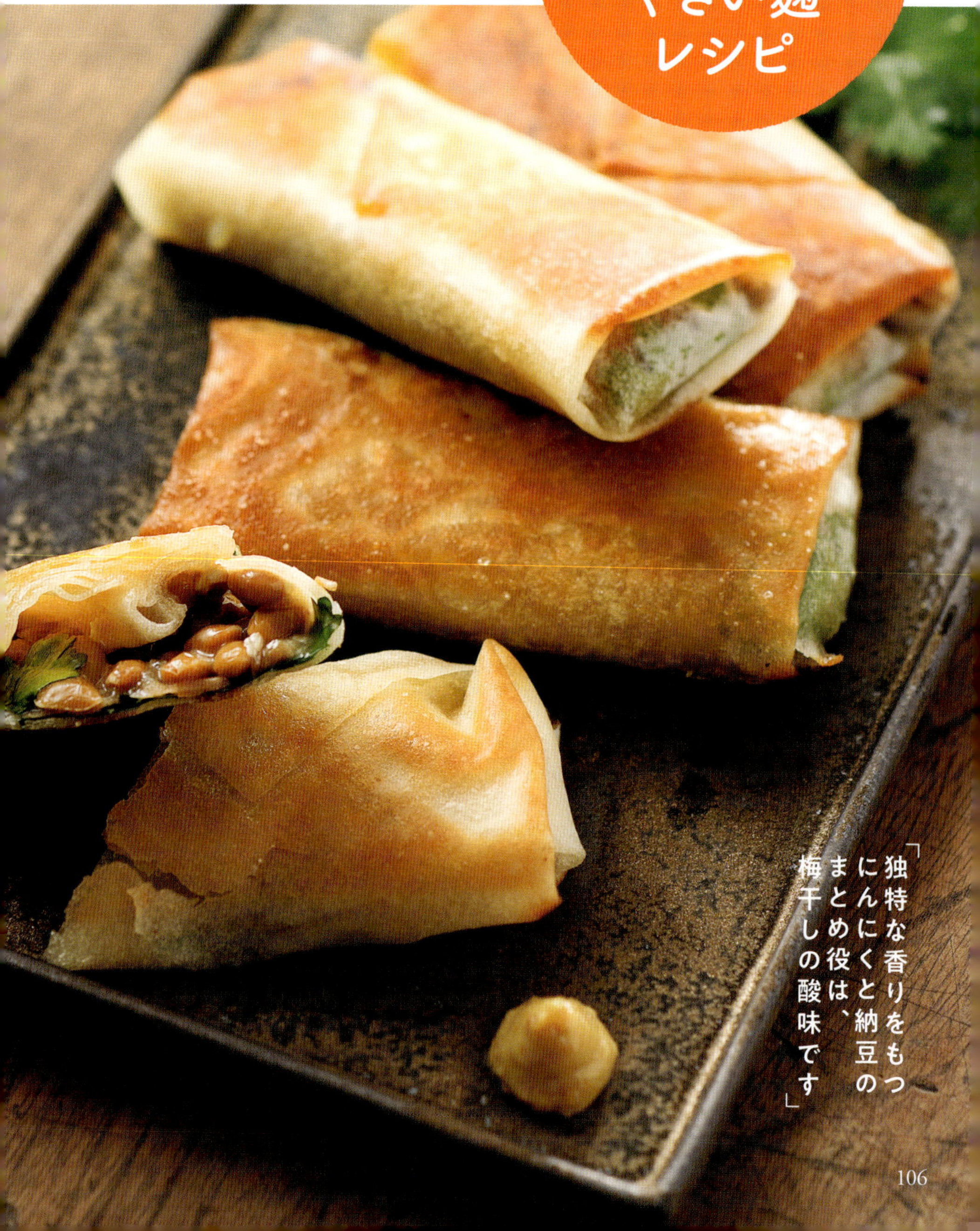

「独特な香りをもつにんにくと納豆のまとめ役は、梅干しの酸味です」

納豆と梅干しとにんにく麹の疲れ撃退春巻き

納豆

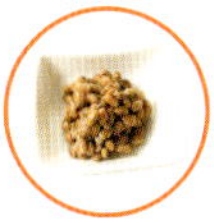

×

にんにく麹

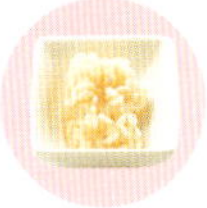

材 料（2人分、6本分）

納豆 …… 2パック
にんにく麹 …… 小さじ4
梅干し …… 小4個
パクチーの葉 …… 大12枚
春巻きの皮 …… 6枚
水溶き小麦粉 …… 少々
揚げ油 …… 適量
あれば葉野菜 …… 適量
お好みでからし …… 適量

作り方

1 納豆とにんにく麹は混ぜ合わせておく。
2 梅干しは種を取って細かくちぎっておく。
3 春巻きの皮にパクチーの葉2枚を敷き、1、2の1/6量をそれぞれのせて包み、巻き終わりを水溶き小麦粉でとめる。残りも同様に。
4 油を170℃くらいに熱して3をこんがりと揚げ、皿に盛って葉野菜、からしを添える。

W発酵パワー

梅干しには疲労回復などに効果のあるクエン酸、リンゴ酸、コハク酸、酒石酸といった有機酸を含みます。にんにく麹と合わせればパワーは倍増。健胃効果もあり、納豆のネバネバ成分も同様の働きが。

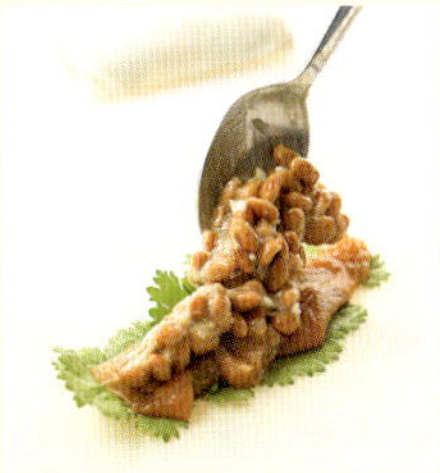

疲労回復 **脂肪燃焼**

point

春巻きの皮は手前、左右とすき間なく折り込んでいくと、揚げても割れません。

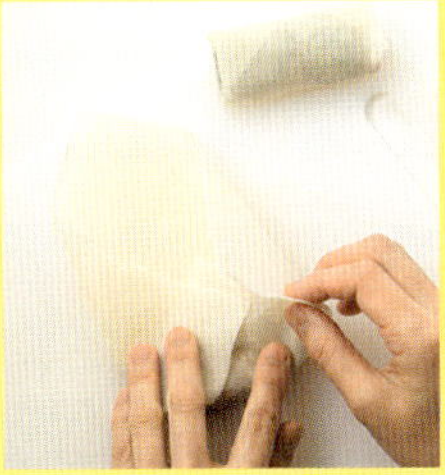

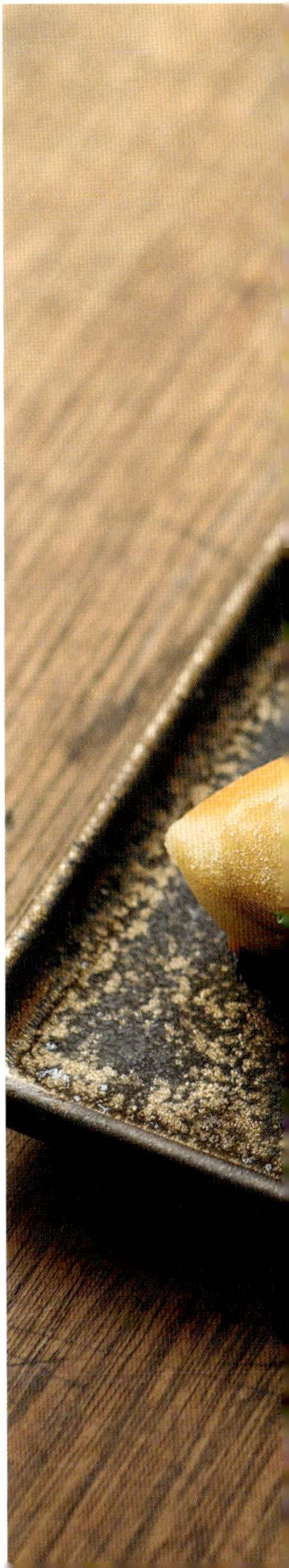

納豆

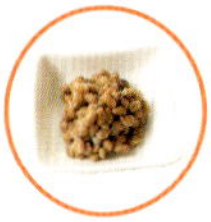

×

玉ねぎ麹

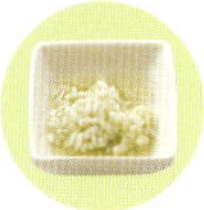

スタミナばくだん

材料（2人分）

ひきわり納豆 …… 1パック
玉ねぎ麹 …… 大さじ2
まぐろの刺身 …… 100g
山いも …… 100g
オクラ …… 8本
みょうが …… 2個
わさび …… 適量

作り方

1 まぐろはぶつ切り、山いもは小さめの角切り、オクラはさっとゆでて小口切り、みょうがは輪切りにする。
2 器に納豆、1を盛り合わせ、玉ねぎ麹とわさびをのせる。食べるときによく混ぜる。

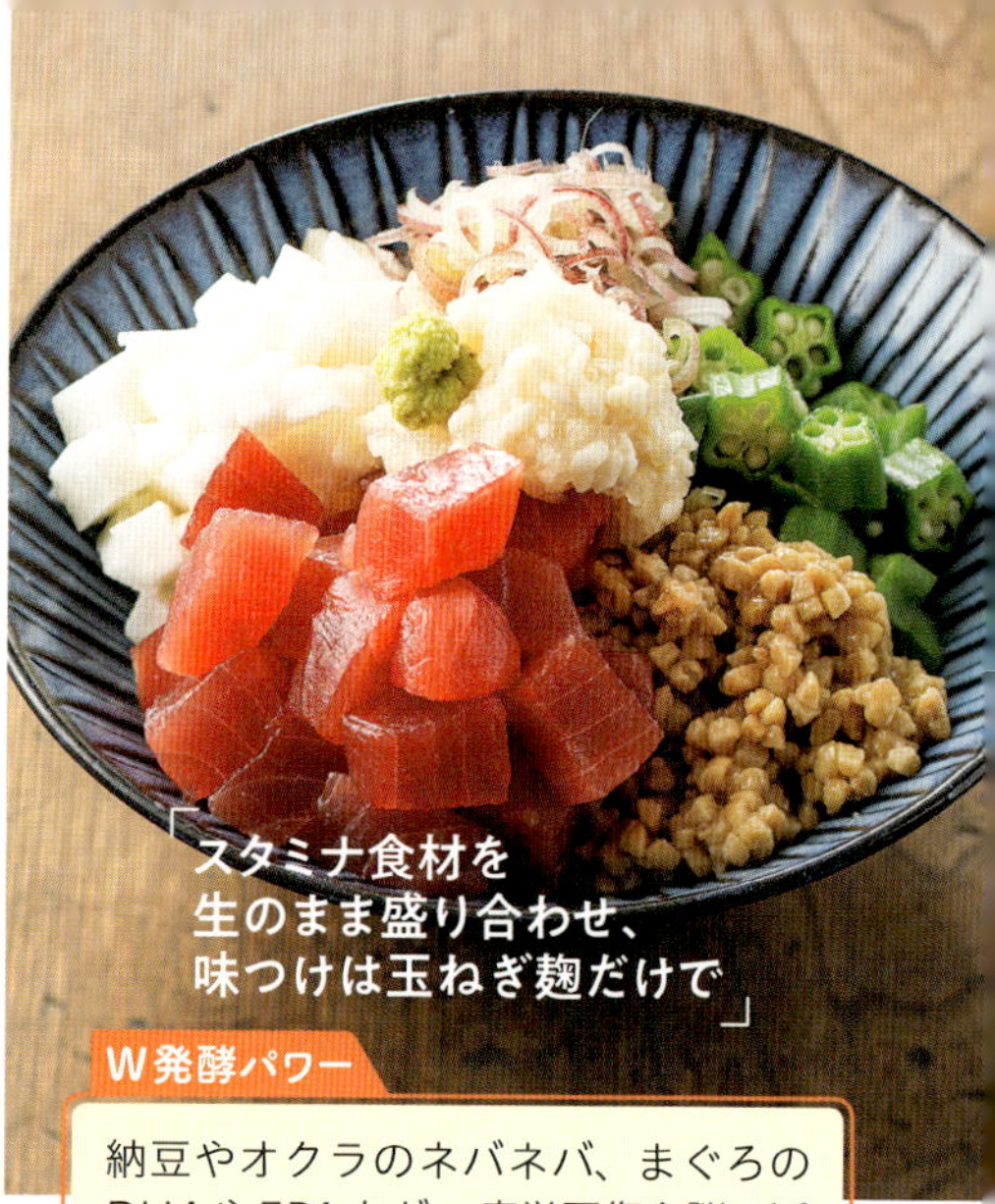

「スタミナ食材を
生のまま盛り合わせ、
味つけは玉ねぎ麹だけで」

W発酵パワー

納豆やオクラのネバネバ、まぐろのDHAやEPAなど、疲労回復や脳の活性化に効果のある食材が、丼に大集合。

貧血改善　便秘改善

納豆

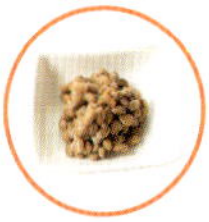

×

トマト麹

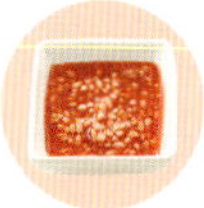

トマト麹のいか納豆

材料（2人分）

納豆 …… 2パック
トマト麹 …… 大さじ2
いかそうめん …… 100g
青じそ …… 2枚

作り方

1 納豆、トマト麹、いかそうめんをよく混ぜる。
2 1を器に盛り、青じそのせん切りをのせる。

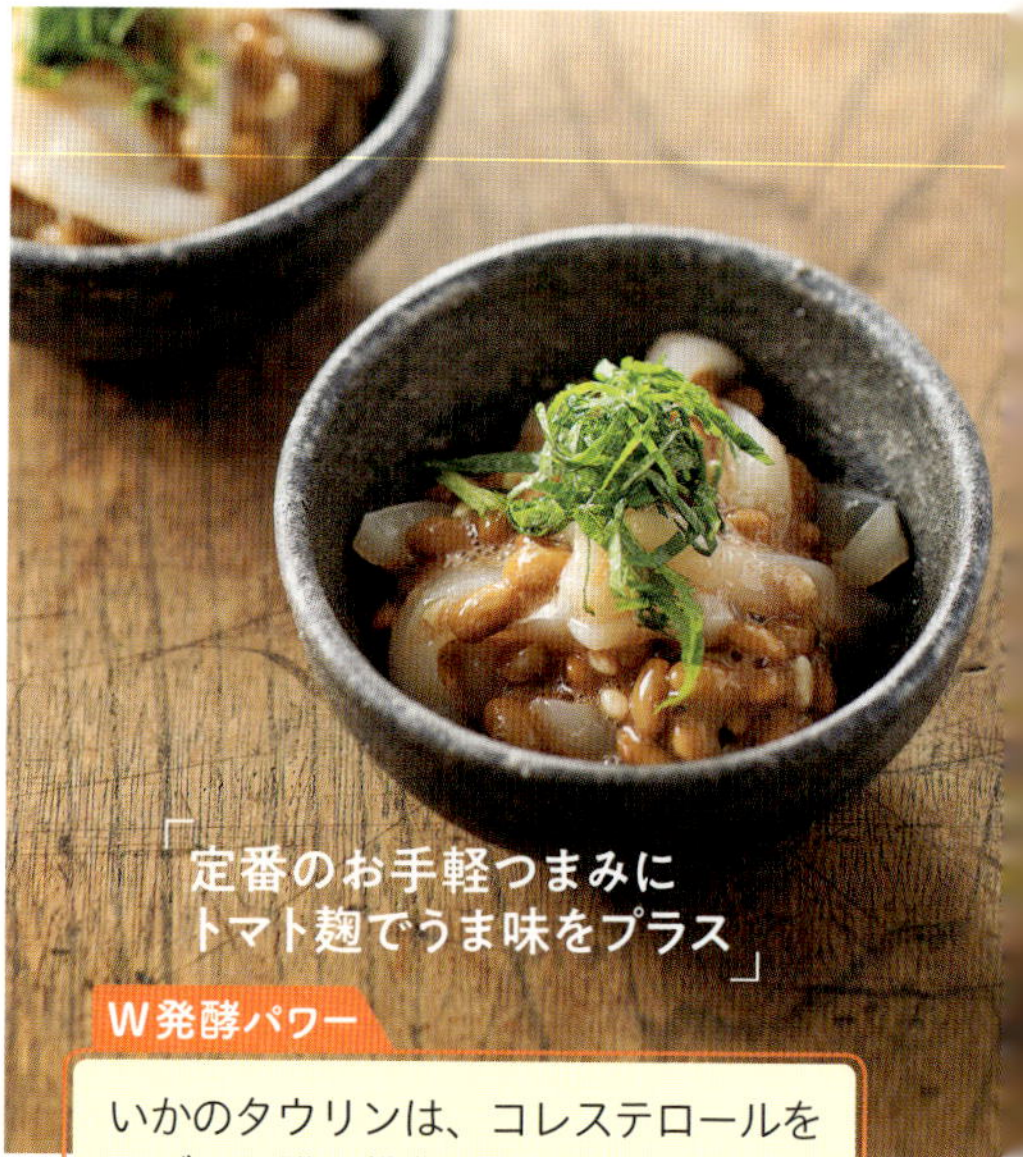

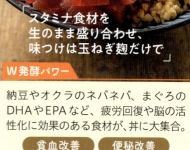

「定番のお手軽つまみに
トマト麹でうま味をプラス」

W発酵パワー

いかのタウリンは、コレステロールを下げ、肝臓の機能をUP。青じその風味とともに、鎮静効果があります。

疲労回復　ダイエット

納豆しいたけ麹そば

納豆

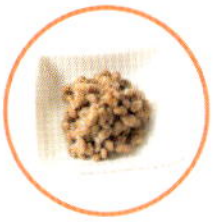

×

しいたけ麹

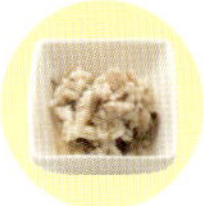

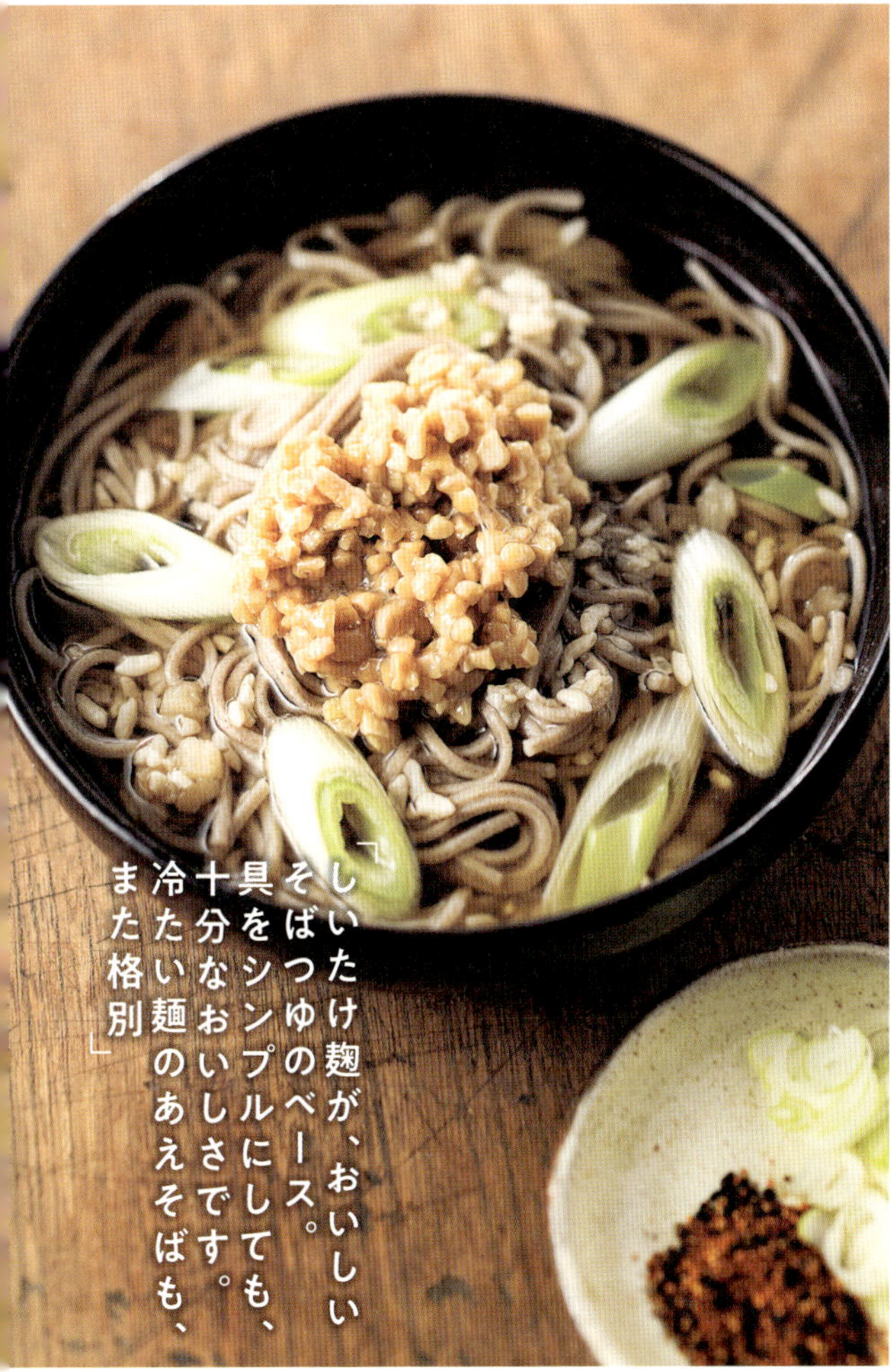
「しいたけ麹が、おいしい
そばつゆのベース。
具をシンプルにしても、
十分なおいしさです。
冷たい麺のあえそばも、
また格別」

材料（2人分）

納豆……2パック
しいたけ麹……大さじ6
そば（乾麺）……200g
長ねぎ……1/2本と適量

A
- 水……3カップ
- しょうゆ……大さじ2
- みりん……大さじ2

七味唐辛子……少々

作り方

1 つゆを作る。鍋にしいたけ麹、Aを入れて火にかける。煮立ったら、長ねぎ1/2本分の斜め切りを加えてひと煮する。
2 鍋にたっぷりの湯を沸かし、そばを指定の時間ゆでる。ゆで上がったら水で洗い、ざるに上げて水気をきる。
3 2を器に入れて温めた1を注ぎ、納豆をのせる。長ねぎ適量の輪切りと七味唐辛子を添える。

W発酵パワー

納豆のネバネバ成分が胃壁や腸内の流れをスムーズにし、肝機能を向上。お酒を飲んだ後の〆にもぴったりです。

骨強化　便秘改善

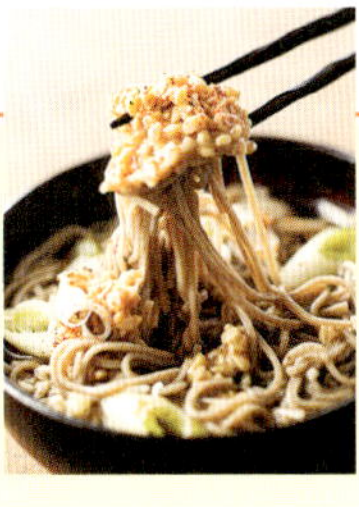

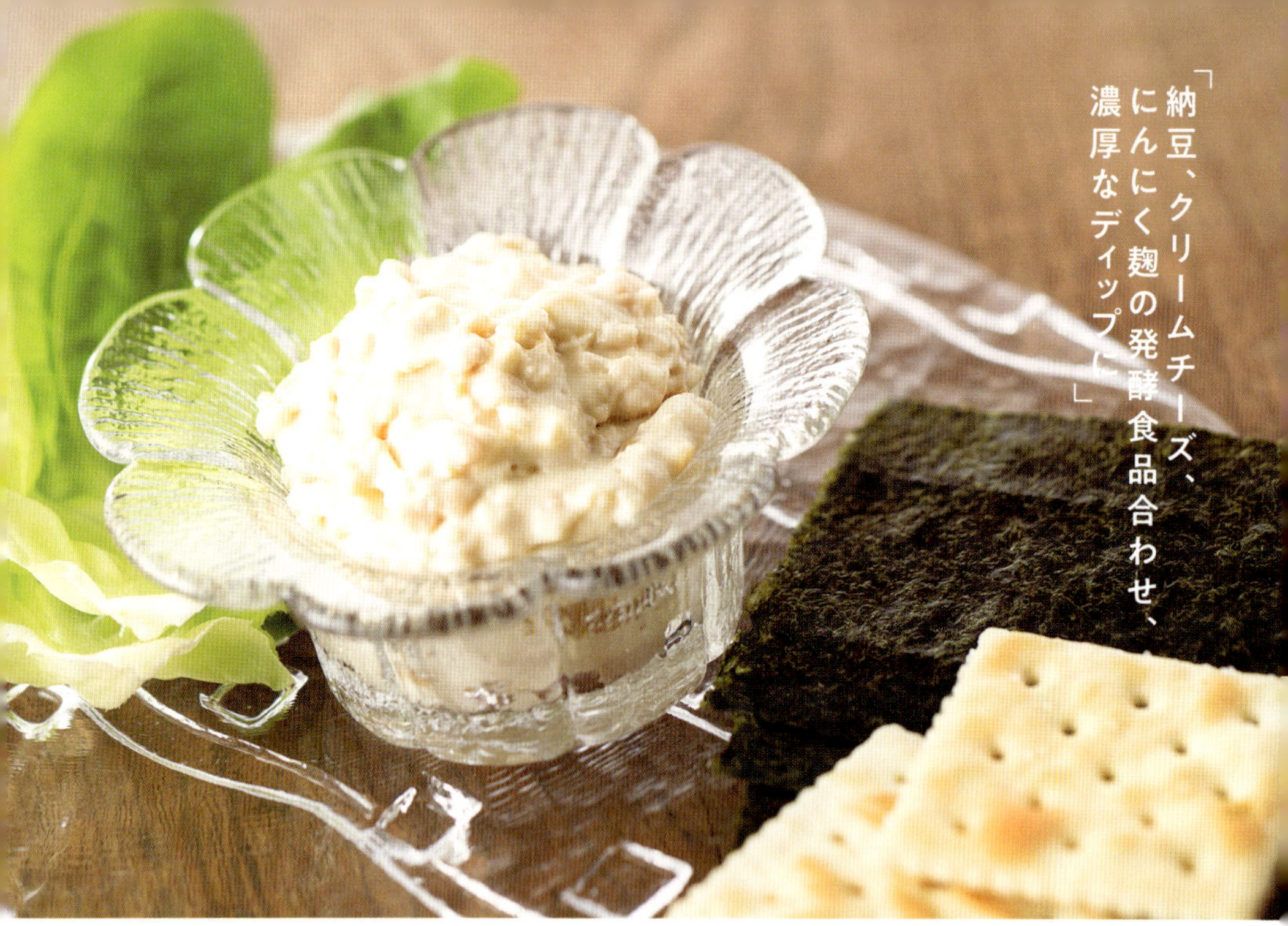

「納豆、クリームチーズ、にんにく麹の発酵食品合わせ、濃厚なディップに」

納豆のにんにくチーズディップ

納豆 × チーズ × にんにく麹

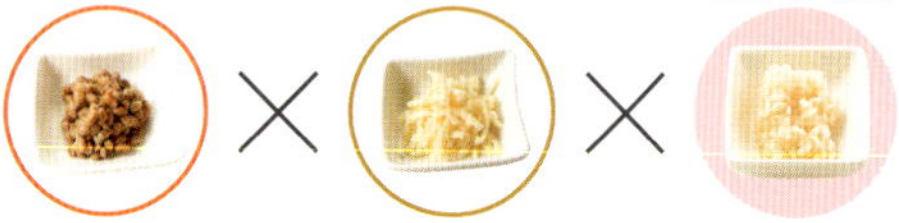

材料（2人分）

ひきわり納豆 …… 1パック
にんにく麹 …… 大さじ2
クリームチーズ …… 60g
葉野菜、のり、クラッカーなど …… 適量

作り方

1 にんにく麹、ひきわり納豆、クリームチーズをよく混ぜる。
2 1を器に盛り、葉野菜やのり、クラッカーなどにのせていただく。

トリプル発酵パワー

カルシウムがたっぷりのチーズと納豆ににんにく麹を加えて。ビタミンが豊富な野菜、鉄分を含むのりにつけてイライラ軽減を。

美肌　アンチエイジング

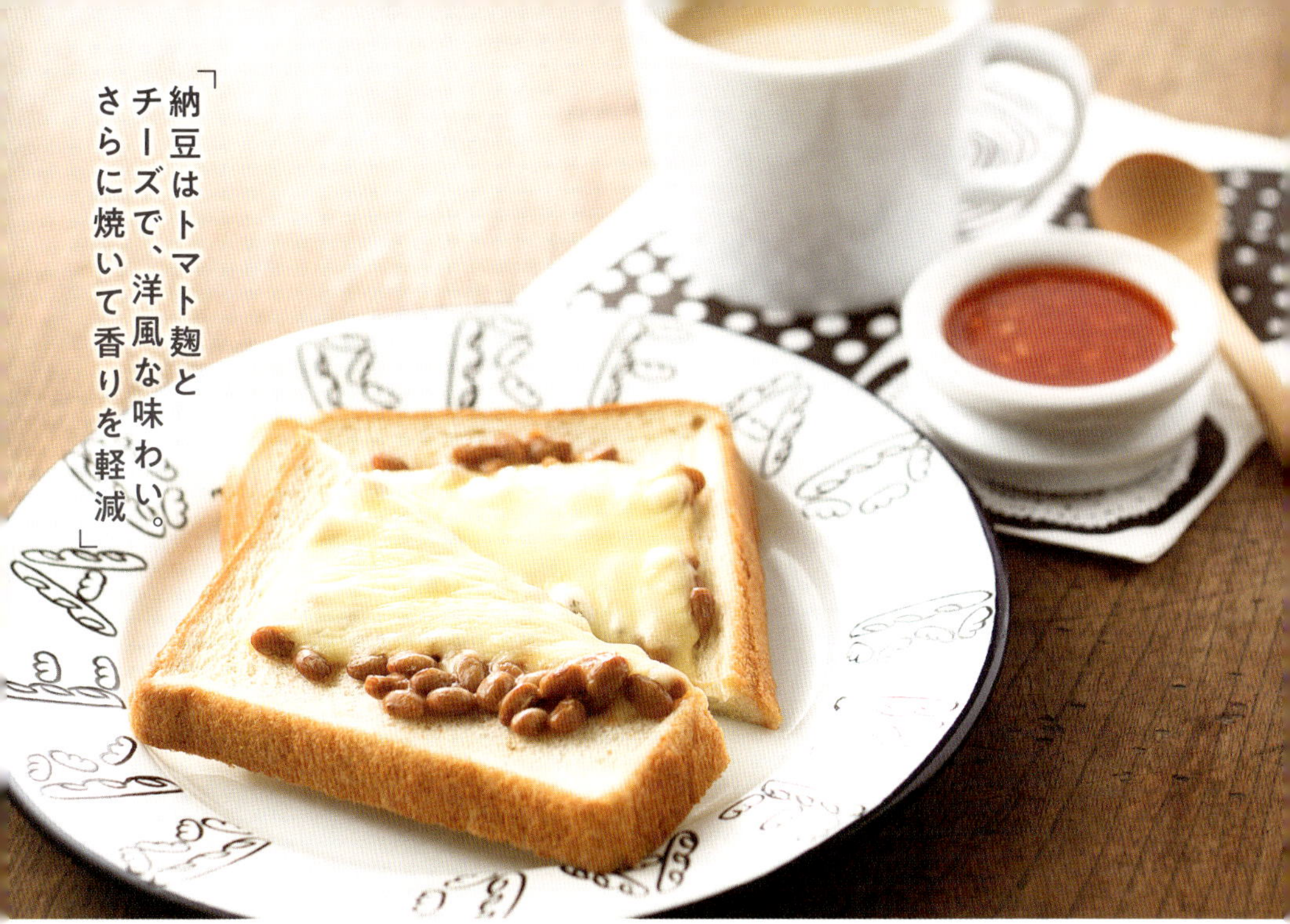

「納豆はトマト麹とチーズで、洋風な味わい。さらに焼いて香りを軽減」

納豆トマトチーズトースト

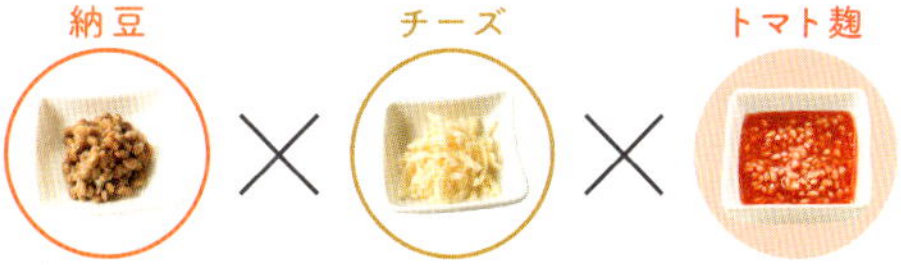

材料（2人分）

納豆 …… 1パック
トマト麹 …… 小さじ2と適量
食パン …… 8枚切り2枚
溶けるスライスチーズ …… 2枚

作り方

1 納豆とトマト麹をよく混ぜ合わせる。
2 食パンに1の半量をぬり、チーズをのせる。残りも同様に。
3 2をオーブントースターで、チーズが溶けるまで焼く。お好みでトマト麹適量を、さらにかける。

トリプル発酵パワー

良質な納豆の植物性たんぱく質とチーズの動物性たんぱく質で筋肉量を高め、代謝もUP。さらにトマト麹の酵素が、体内への吸収をスムーズにします。

美肌　アンチエイジング

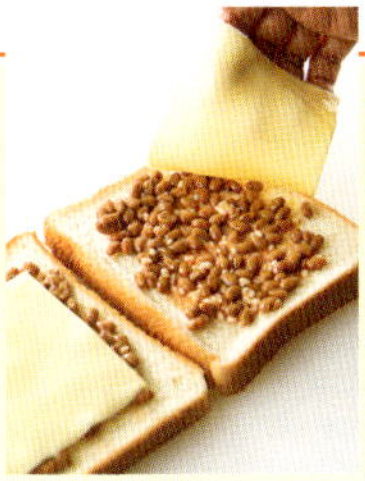

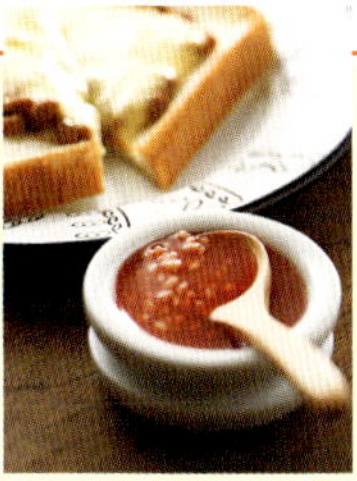

ヨーグルト × やさい麹 レシピ

発酵食品の中でもヨーグルトは、
腸内環境を整える効果の大きさが
よく知られた食材。
やさい麹をプラスしてパワーを増進。

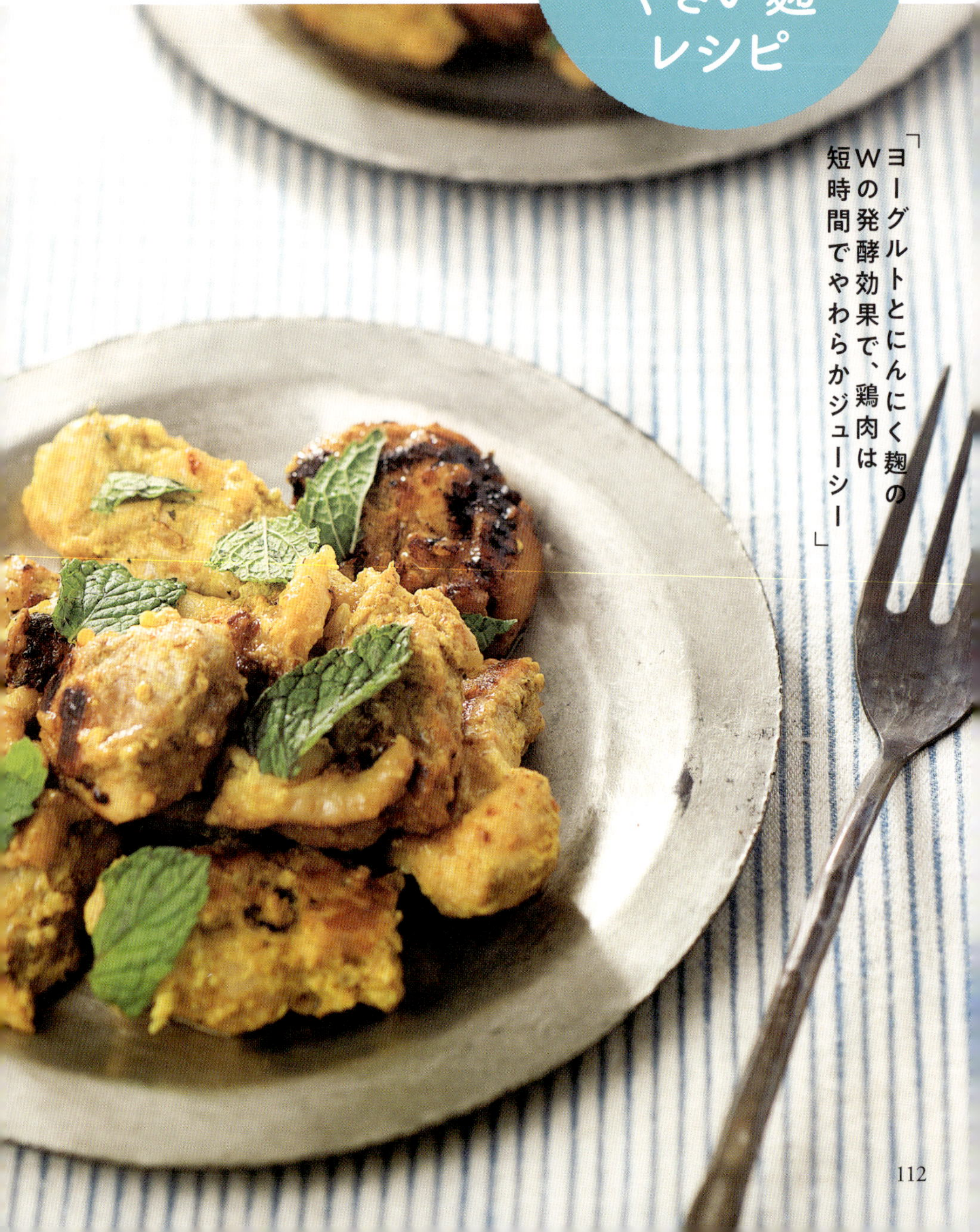

「ヨーグルトとにんにく麹の
Wの発酵効果で、鶏肉は
短時間でやわらかジューシー」

フライパンでタンドーリチキン

ヨーグルト　にんにく麹

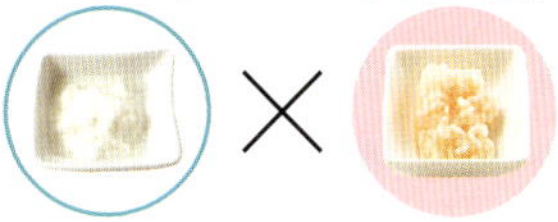

材料（2人分）

プレーンヨーグルト
…… 40cc
にんにく麹 …… 大さじ2
鶏もも肉 …… 400g

A
- 卵黄 …… 1/2個分
- おろししょうが …… 1かけ分
- カレー粉 …… 小さじ2
- 酢 …… 小さじ1
- コーンスターチ …… 小さじ1/2
- サラダ油 …… 大さじ1

あればミントの葉 …… 適量

作り方

1 鶏もも肉をひと口大に切ってボウルに入れ、ヨーグルト、にんにく麹、Aを加えてよくもみ込み、2～3時間～ひと晩冷蔵庫で寝かせる。

2 フライパンを熱して、汁気をきった1の両面をこんがりと焼く。

3 皿に盛り、あればミントの葉を散らす。

W発酵パワー

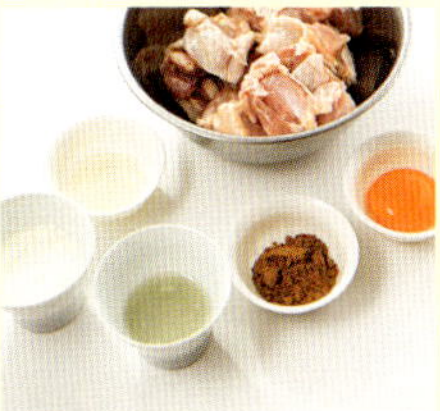

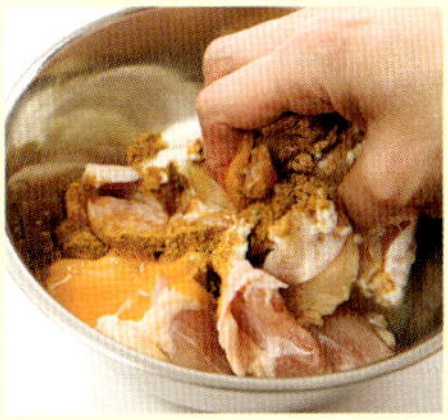

鶏肉にヨーグルトやにんにく麹とともに、カレー粉やしょうがをもみ込むことで、血行を促進する働きがさらに高まります。脂肪燃焼や代謝アップが期待できます。

健胃・整腸　新陳代謝促進　疲労回復

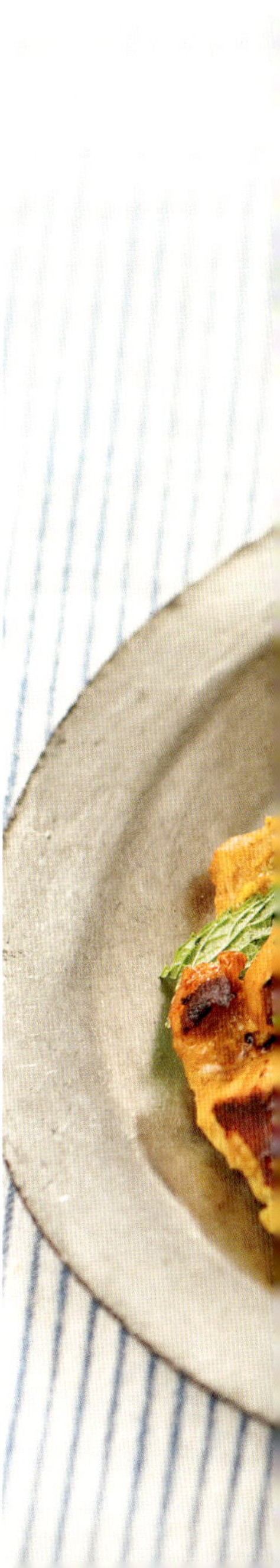

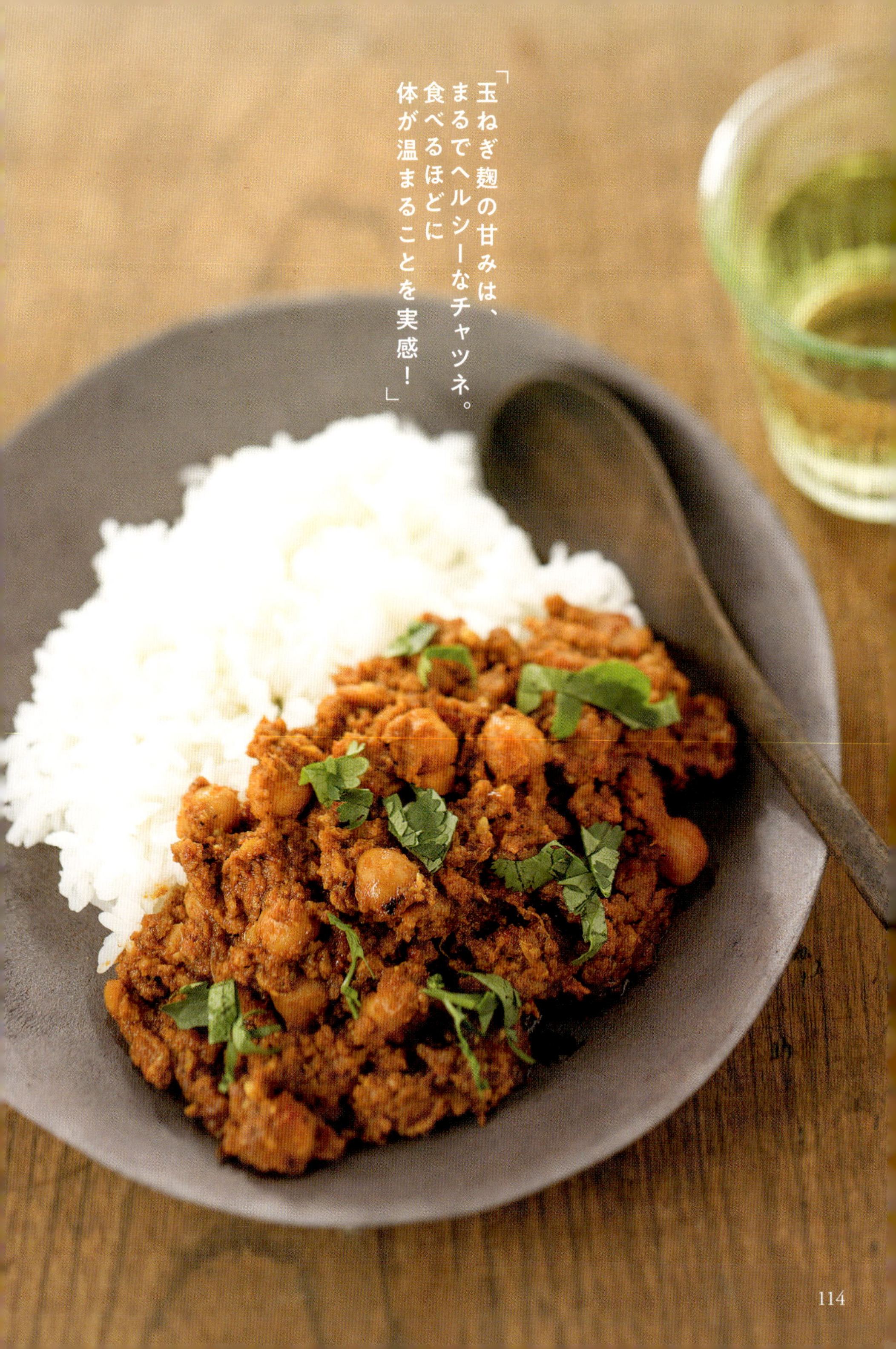

「玉ねぎ麹の甘みは、
まるでヘルシーなチャツネ。
食べるほどに
体が温まることを実感！」

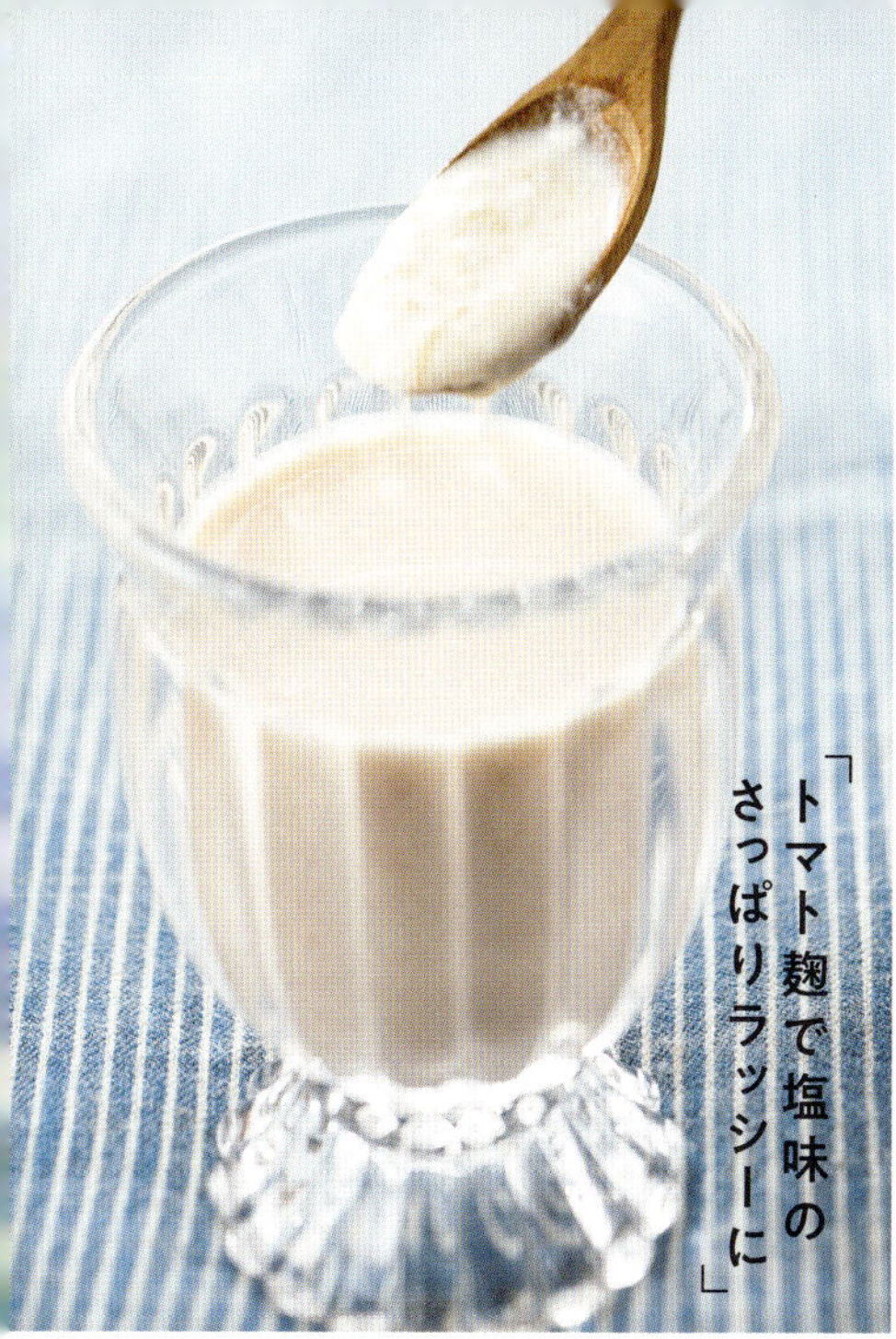

「トマト麹で塩味のさっぱりラッシーに」

ヨーグルト

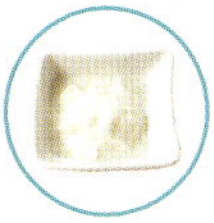

×

トマト麹

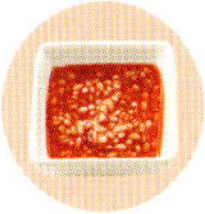

トマト麹ラッシー

材料（2人分 グラス2杯分）

プレーンヨーグルト …… 200g
トマト麹 …… 大さじ1
牛乳 …… 1カップ

作り方

1 すべての材料をよく混ぜ合わせる。
2 1をグラスに注ぐ。

W発酵パワー

低糖質なので、ダイエット時のサポートにも。

健胃・整腸　ダイエット

ヨーグルト

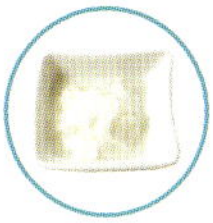

×

玉ねぎ麹

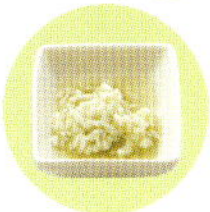

ひよこ豆のキーマカレー

材料（2人分）

プレーンヨーグルト …… 50g
玉ねぎ麹 …… 大さじ4
豚ひき肉 …… 120g
トマトの水煮 …… 200g
ひよこ豆の水煮 …… 100g
A
　おろししょうが …… 1かけ分
　おろしにんにく …… 1かけ分
　赤唐辛子 …… 1本
カレー粉 …… 大さじ1と1/2
水 …… 350cc
サラダ油 …… 大さじ2
バター …… 大さじ1
温かいごはん …… 適量
お好みで香菜 …… 適量

作り方

1 鍋にサラダ油とバター、Aを入れ、弱火で炒める。玉ねぎ麹、ひき肉、トマトの水煮、ひよこ豆、ヨーグルト、カレー粉を加えて、中火で炒め合わせる。
2 1に水を注ぎ、弱火で1時間くらい煮込む。
3 ごはんを盛り、2をかける。お好みで香菜を散らす。

W発酵パワー

ひよこ豆と玉ねぎ麹で、食物繊維を摂取できます。

疲労回復　新陳代謝促進

ヨーグルト

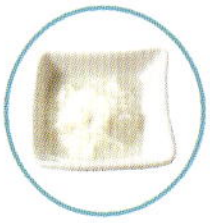

×

にんにく麹

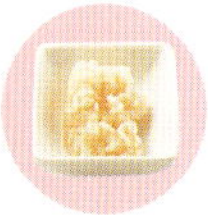

トルコ風サラダ

材料（2人分）

プレーンヨーグルト …… 100g
にんにく麹 …… 大さじ2
ほうれん草 …… 1/2束
玉ねぎの粗みじん切り …… 1/2個分
トマトペースト …… 小さじ1
オリーブオイル …… 大さじ1/2

作り方

1 ヨーグルトとにんにく麹半量を混ぜる。
2 ほうれん草をゆで、ざく切りにする。
3 フライパンに油と玉ねぎを入れて炒め、2、残りのにんにく麹、トマトペーストを合わせる。器に盛り、1をかける。

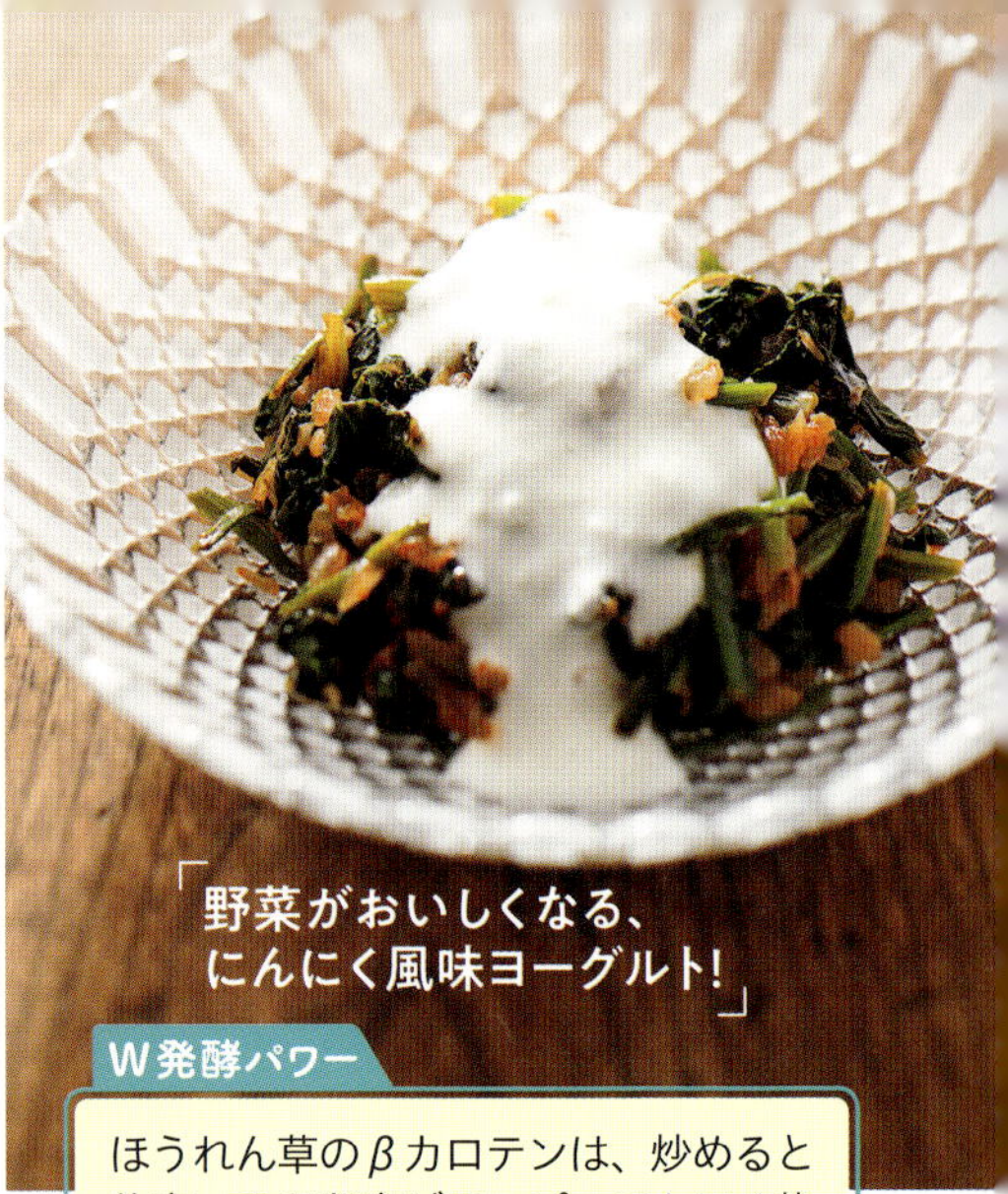

「野菜がおいしくなる、にんにく風味ヨーグルト!」

W発酵パワー

ほうれん草のβカロテンは、炒めると体内への吸収率がアップ。にんにく麹を加えると、より効率的に摂取可能。

アンチエイジング　貧血改善

ヨーグルト

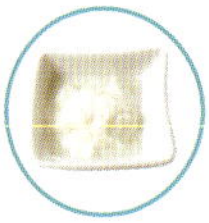

×

しいたけ麹

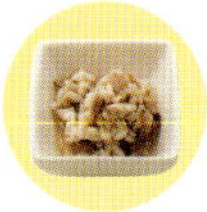

春菊のおからあえ

材料（2人分）

A
プレーンヨーグルト …… 50g
しいたけ麹 …… 大さじ1
おからパウダー …… 10g
すりごま …… 小さじ1/2
めんつゆ（3倍濃縮） …… 小さじ1

春菊 …… 1/4束
にんじん …… 15g
こんにゃく …… 80g

作り方

1 Aを混ぜ合わせておく。
2 春菊はゆでてざく切りにし、にんじん、こんにゃくは細切りにする。
3 2をそれぞれゆで、1であえる。

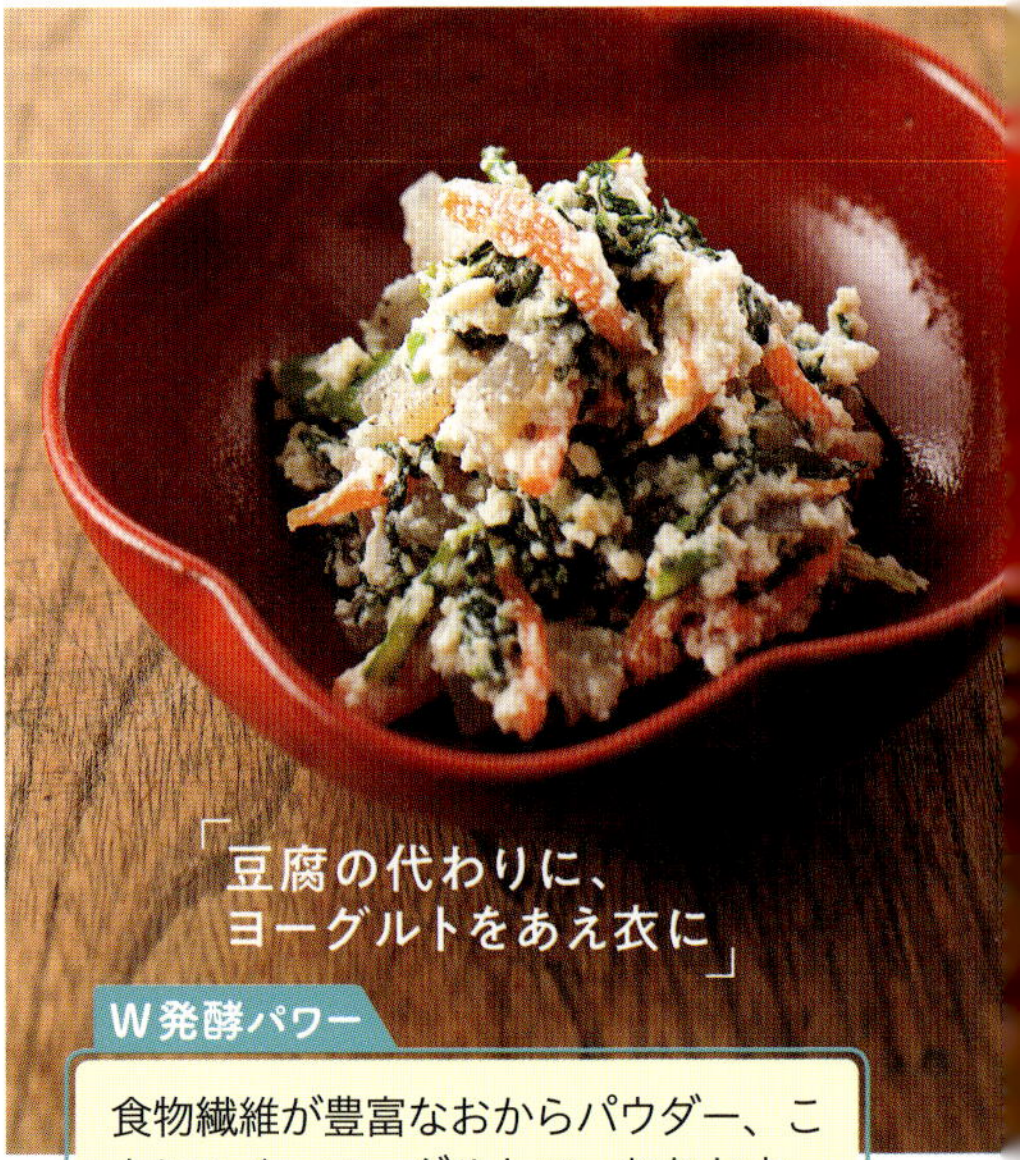

「豆腐の代わりに、ヨーグルトをあえ衣に」

W発酵パワー

食物繊維が豊富なおからパウダー、こんにゃく、ヨーグルトで、おなかすっきり。しいたけ麹のうま味が上品。

便秘改善　ダイエット

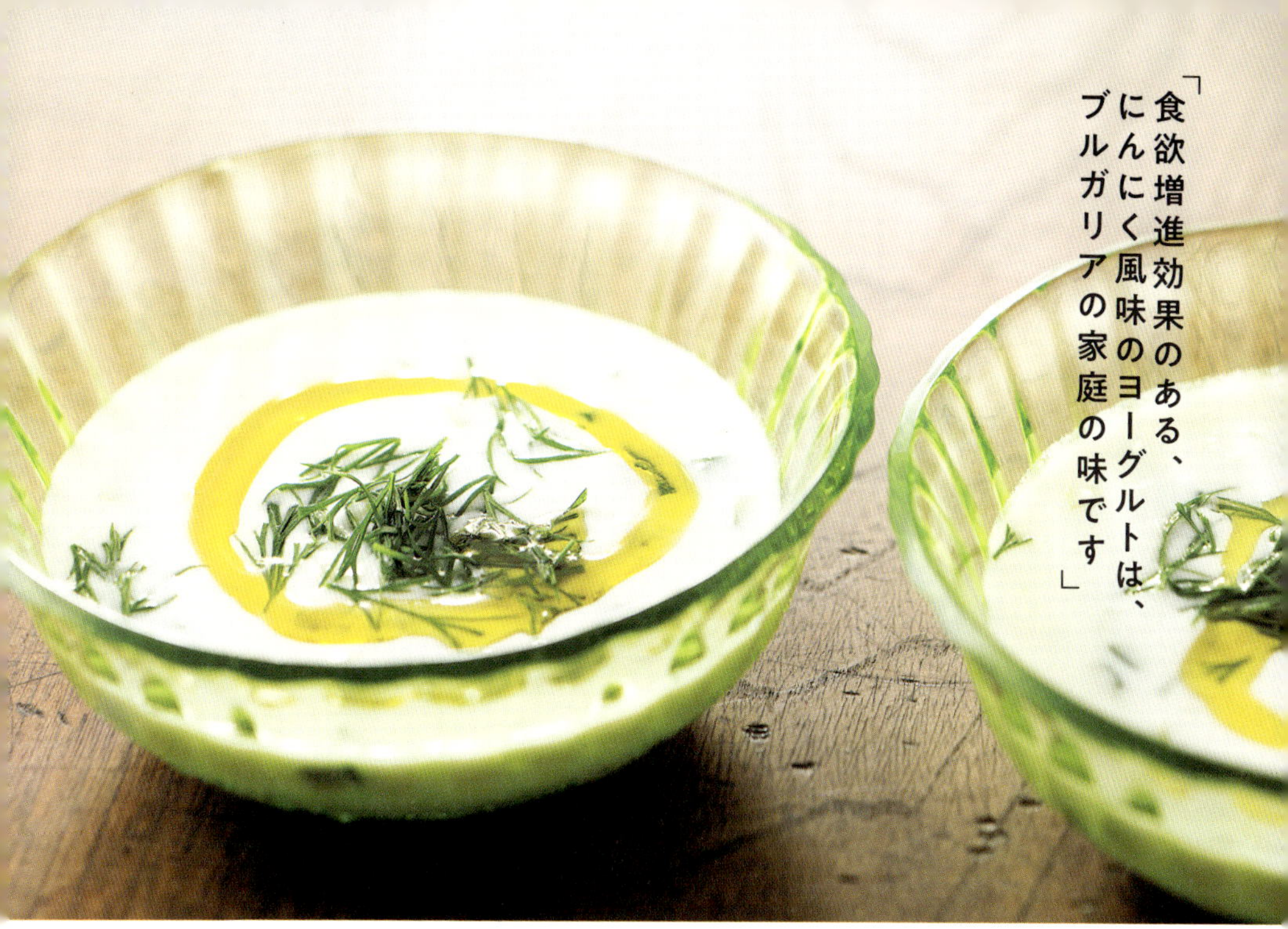

「食欲増進効果のある、にんにく風味のヨーグルトは、ブルガリアの家庭の味です」

きゅうりのヨーグルトスープ

ヨーグルト

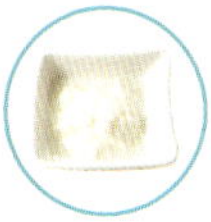

×

にんにく麹

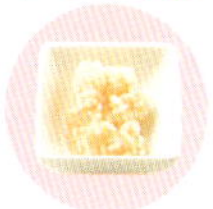

材料（2人分）

プレーンヨーグルト …… 200cc
にんにく麹 …… 大さじ2
きゅうり …… 1/2本
塩 …… 少々
水 …… 50cc
オリーブオイル …… 大さじ1
あればディル …… 適量

作り方

1 きゅうりは粗みじん切りにし、塩少々をもみ込んでしんなりさせ、水気を絞る。
2 1ににんにく麹、ヨーグルト、水を加えてよく混ぜる。
3 器に注いで、オリーブオイルをまわしかける。あればディルを飾る。

W発酵パワー

腸内環境や免疫力アップに効果を発揮する、ヨーグルトとにんにく麹で飲みやすいスープに。きゅうりには利尿作用があるので、むくみ予防効果もあります。

健胃・整腸　美肌

チーズはたんぱく質、カルシウム、
ビタミンB_2やAが豊富。
やさい麹と合わせれば、
摂取効率も味もアップします。

チーズ × やさい麹レシピ

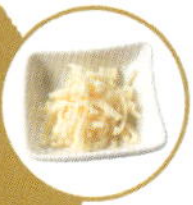

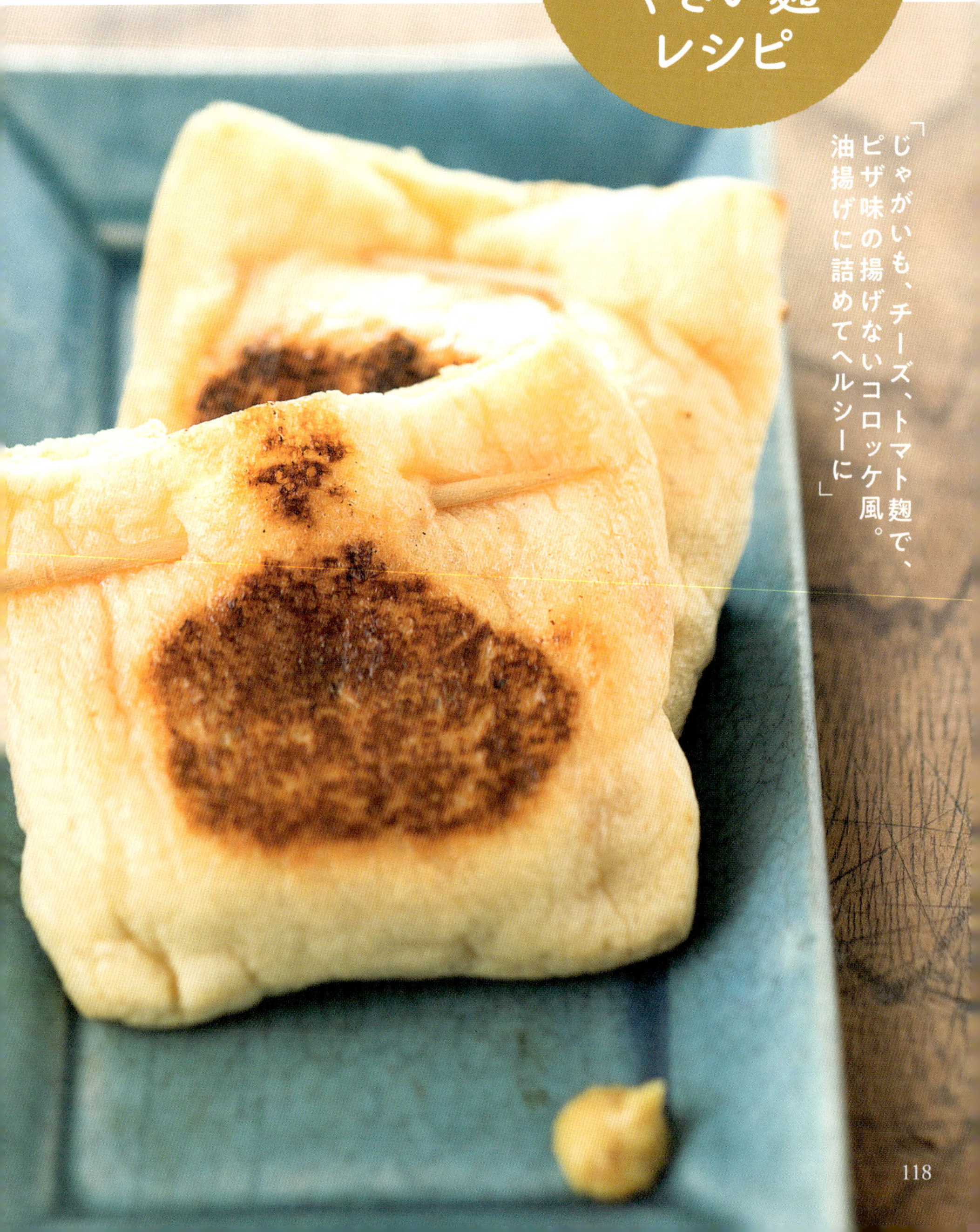

「じゃがいも、チーズ、トマト麹で、
ピザ味の揚げないコロッケ風。
油揚げに詰めてヘルシーに」

油揚げの焼きチーズコロッケ

チーズ

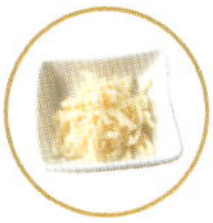

×

トマト麹

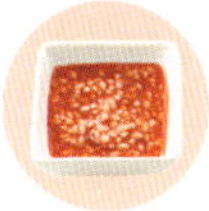

材 料（2人分）

ピザ用チーズ……60g
トマト麹……大さじ2
じゃがいも……300g
油揚げ……1枚
お好みでからし……少々

作り方

1 じゃがいもは耐熱皿にのせて、電子レンジで5分くらい加熱する。熱いうちに皮をむいてフォークなどでつぶし、トマト麹、ピザ用チーズを混ぜ合わせる。
2 油揚げを半分に切って開き1の半量を詰め、つま楊枝でとめる。残りも同様に。
3 熱したフライパンに2を入れ、両面をパリッと焼く。お好みでからしをつけていただく。

W発酵パワー

じゃいも、トマト麹ともに、ビタミンCをたっぷり含んでいます。疲労回復や美肌効果などが、期待できます。

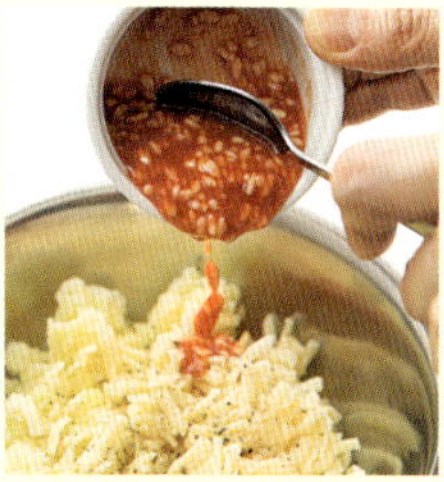

骨強化　美 肌　疲労回復

point

衣がわりの油揚げを袋状に開き、油揚げの隅っこまで具を詰めます。そのまま焼けばよいので、手軽でヘルシーです。

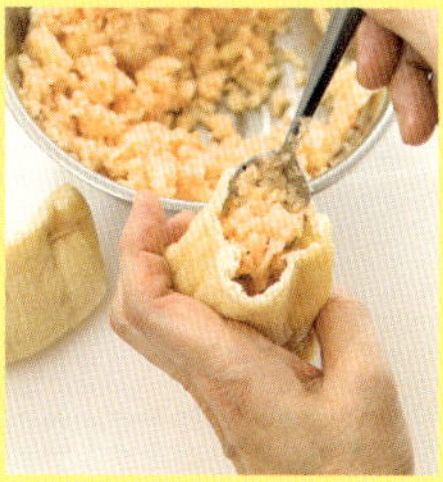

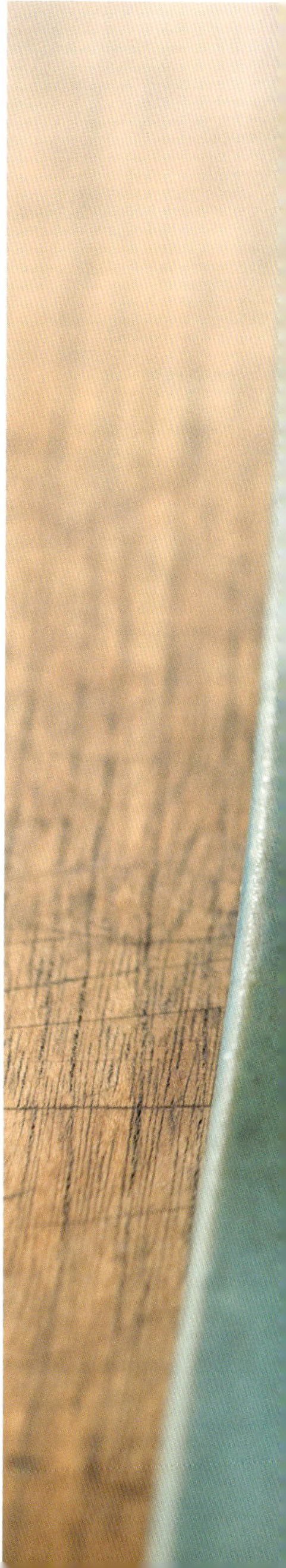

チーズ

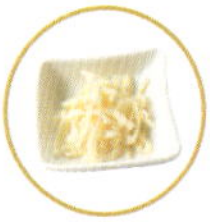

×

しいたけ麹

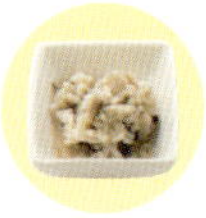

鶏肉のきのこチーズ焼き

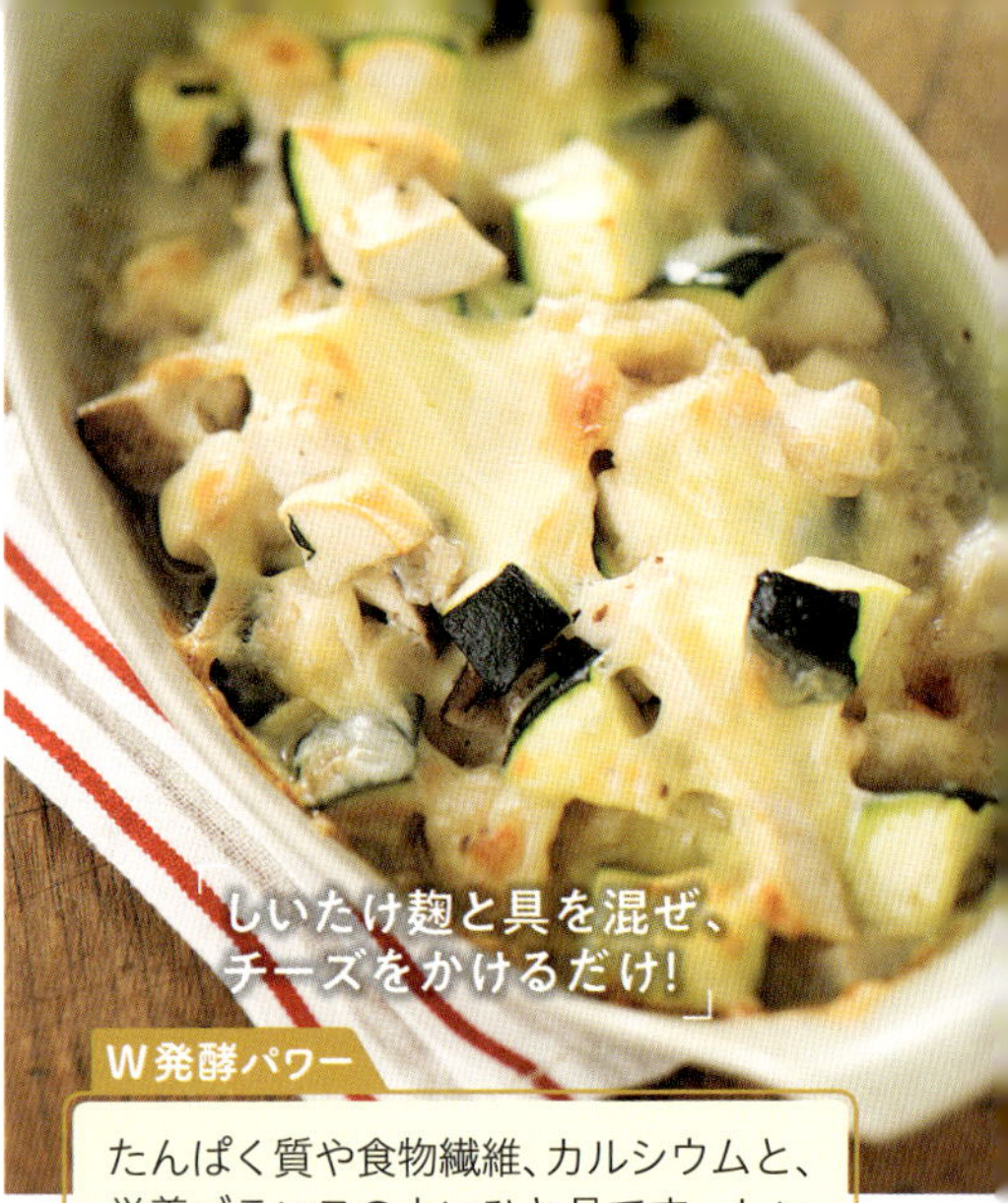

しいたけ麹と具を混ぜ、
チーズをかけるだけ!

材料（2人分）

ピザ用チーズ …… 適量
しいたけ麹 …… 大さじ2
鶏もも肉 …… 80g
ズッキーニ …… 1/2本
エリンギ …… 70g

作り方

1 鶏もも肉、ズッキーニ、エリンギは、大きめの角切りにする。
2 1、しいたけ麹を混ぜ、耐熱皿に広げて入れる。
3 2の全体にチーズをふりかけ、熱したオーブンかオーブントースターで、10分くらい焼く。

W発酵パワー

たんぱく質や食物繊維、カルシウムと、栄養バランスのよいひと品です。しいたけ麹のうま味が隠し味です！

消化促進　疲労回復

チーズ

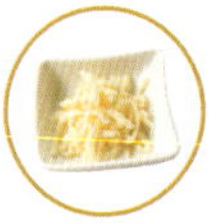

×

トマト麹

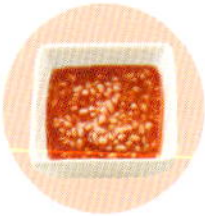

ブルーチーズと豆腐のえびカクテル

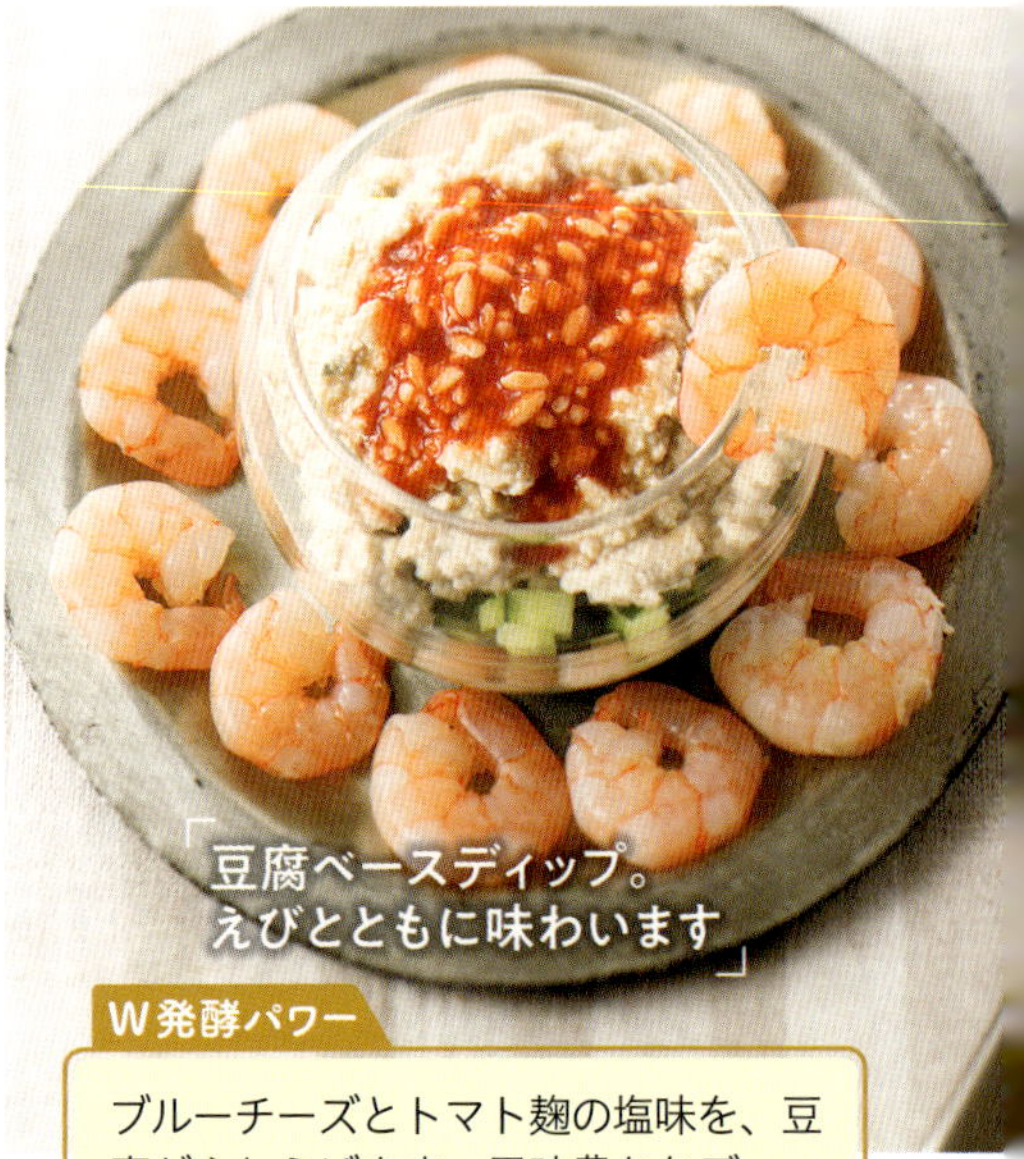

豆腐ベースディップ。
えびとともに味わいます

材料（2人分）

ブルーチーズ …… 30g
トマト麹 …… 大さじ3
木綿豆腐 …… 100g
むきえび …… 170g
きゅうり …… 1/2本

作り方

1 ブルーチーズ、トマト麹大さじ2、豆腐をボウルに入れ、崩してよく混ぜる。
2 えびは熱湯でさっとゆで、水にとって冷ます。
3 きゅうりは小さい角切りにし、塩少々（分量外）をまぶしてしんなりさせる。
4 器に3、1の順に重ねて入れ、トマト麹大さじ1をトッピングする。まわりに2を並べる。

W発酵パワー

ブルーチーズとトマト麹の塩味を、豆腐がやわらげます。風味豊かなディップは、混ぜるほどにまろやかに。

健胃・整腸　美肌

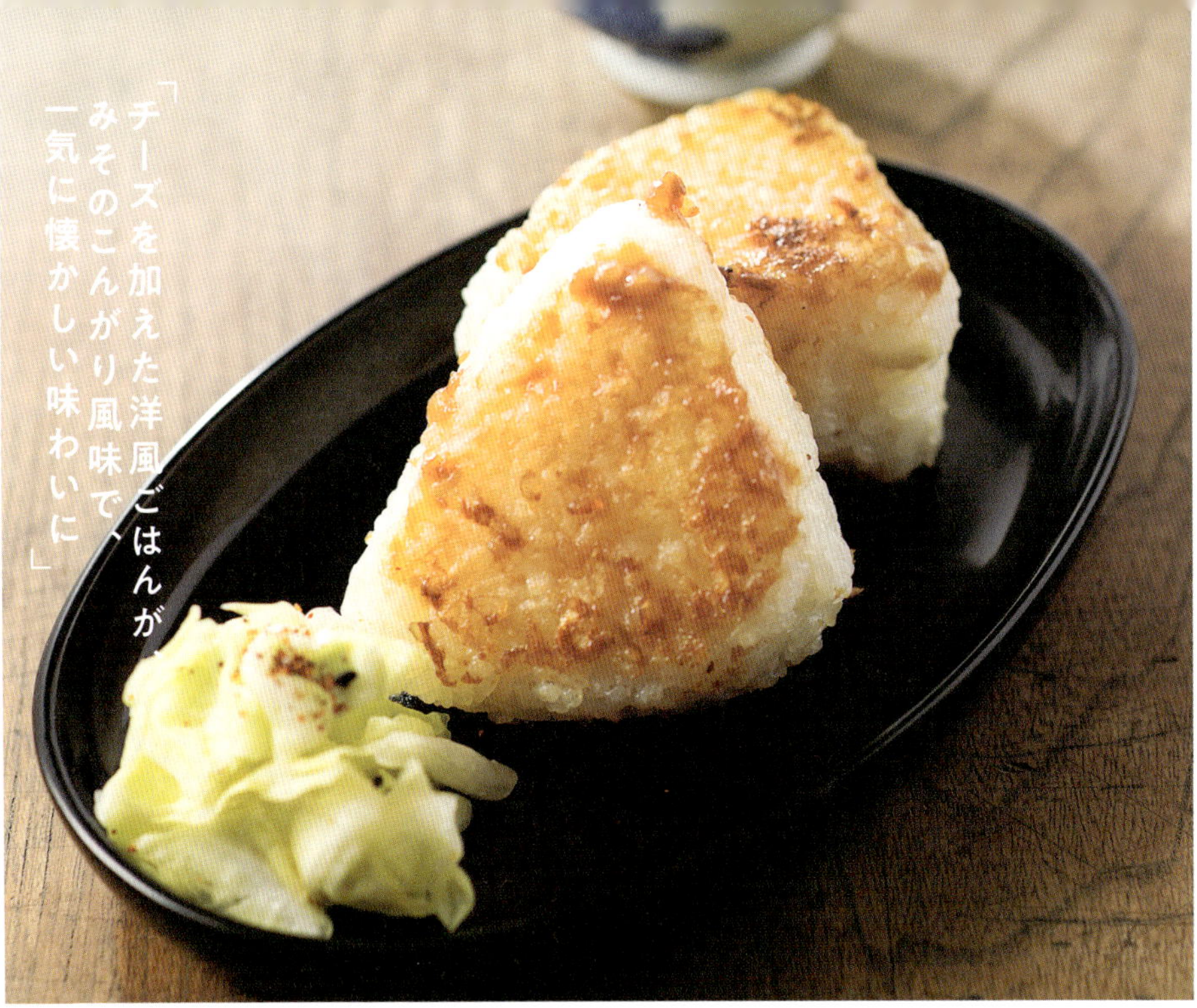
「チーズを加えた洋風ごはんが、
みそのこんがり風味で、
一気に懐かしい味わいに」

にんにく麹みその焼きチーズおにぎり

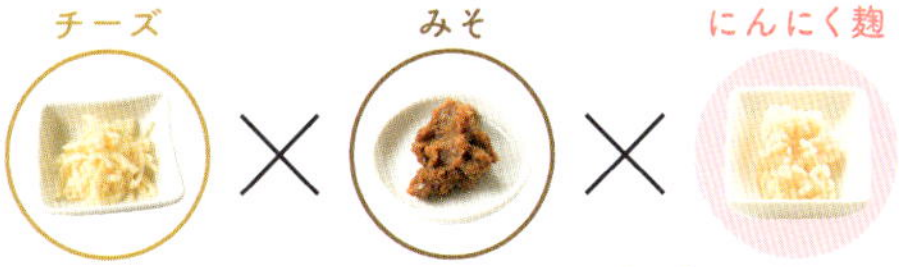

材料（2人分）

ピザ用チーズ …… 20g
にんにく麹 …… 大さじ1
みそ …… 20g
温かいごはん …… 200g

作り方

1 温かいごはんにチーズを混ぜ、おにぎりにする。
2 にんにく麹とみそをよく混ぜ、おにぎりの上面にぬる。
3 2を熱したフライパン、オーブントースターで、香ばしく焼く。

トリプル発酵パワー

人気の発酵食品のチーズとみそに、にんにく麹を加えたおにぎりは、不調なときに食べると、元気になるおいしさです。

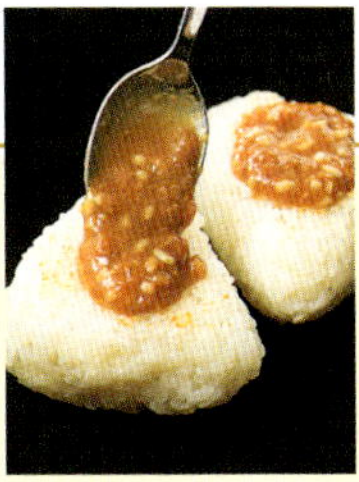

健胃・整腸　ストレス軽減

かつお節 × やさい麹レシピ

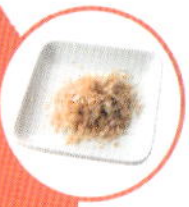

便利なうま味食材のかつお節。
やさい麹をサポート役につければ、
たんぱく質やカルシウム、ミネラル、
ビタミンDなどが上手に摂取できます。

かつお節

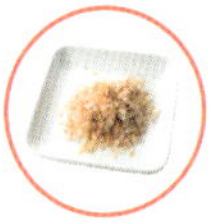

×

玉ねぎ麹

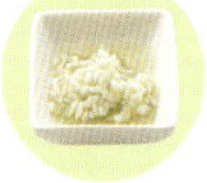

枝豆炒り卵

材料（2人分）

かつお節 …… 小1パック
玉ねぎ麹 …… 大さじ2
溶き卵 …… 2個分
枝豆（冷凍） …… 正味40g
サラダ油 …… 適量

作り方

1 玉ねぎ麹をサラダ油とともにフライパンに入れ、弱火で炒める。
2 溶き卵に枝豆、かつお節を合わせて1に一気に流し入れ、強火にして手早く大きく混ぜる。

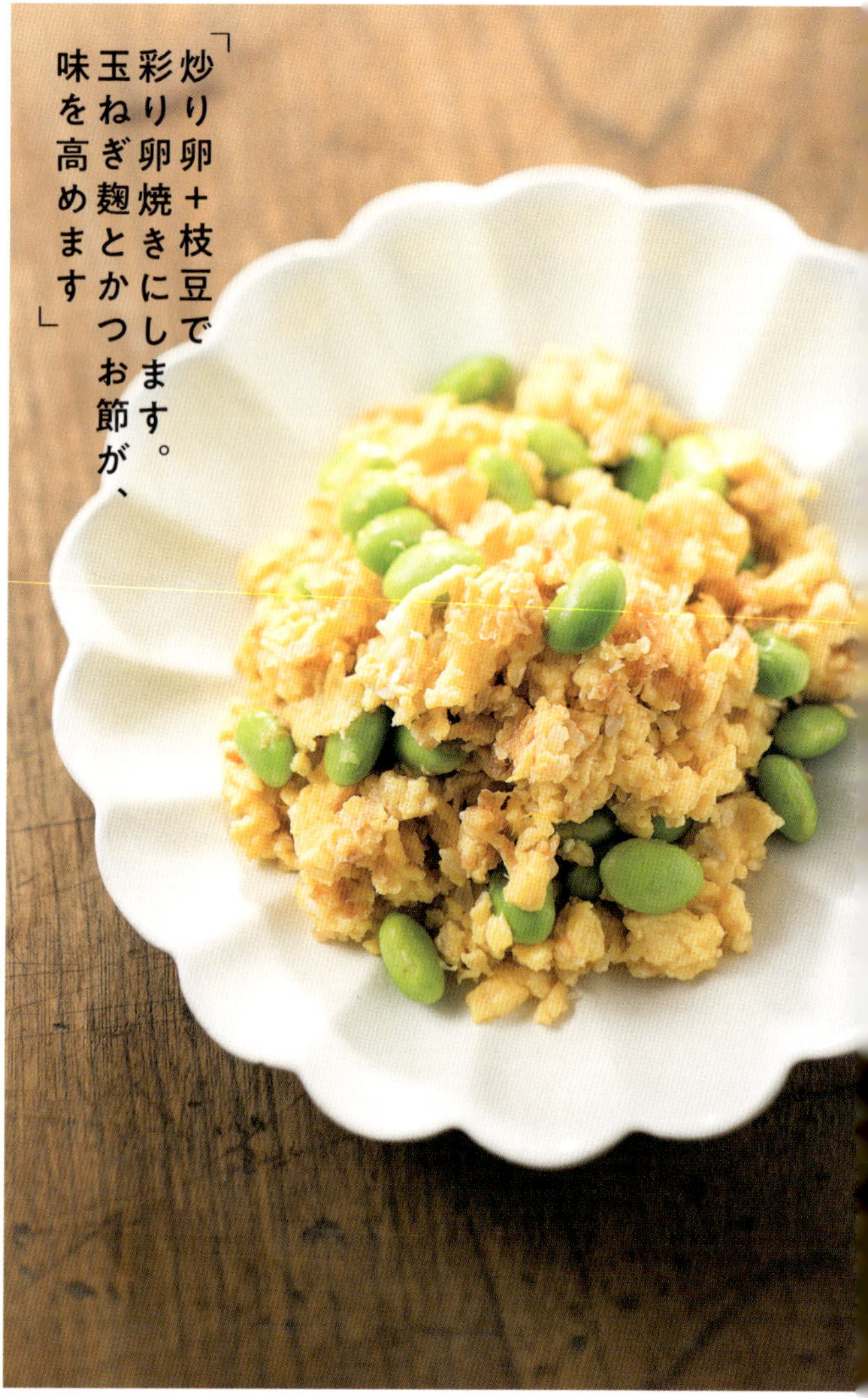

「炒り卵＋枝豆で彩り卵焼きにします。玉ねぎ麹とかつお節が、味を高めます」

W発酵パワー

疲労回復や目の疲れ、美肌や美髪効果のある卵を、玉ねぎ麹のアリシン、かつお節のたんぱく質やビタミンDがサポートします。

骨強化

疲労回復

かつお節

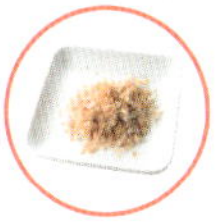

×

しいたけ麹

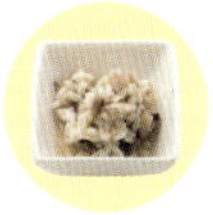

ぜいたくねこまんま

材料（2人分）

花かつお …… 2.5g
しいたけ麹 …… 大さじ1
A
- みょうがの輪切り …… 1本分
- しらす干し …… 15g
- 揚げ玉 …… 10g

刻みのり …… 適量
温かいごはん …… 200g

作り方

1 茶碗に温かいごはん半量を盛り、A、花かつお、しいたけ麹半量をのせ、刻みのりを散らす。残りも同様に。
2 食べるときに、よく混ぜていただく。

W発酵パワー

かつお節やしらす干しのカルシウムを、しいたけ麹のビタミンDが体内への吸収を促進します。骨の強化やイライラ予防の効果が。

ストレス軽減　骨強化

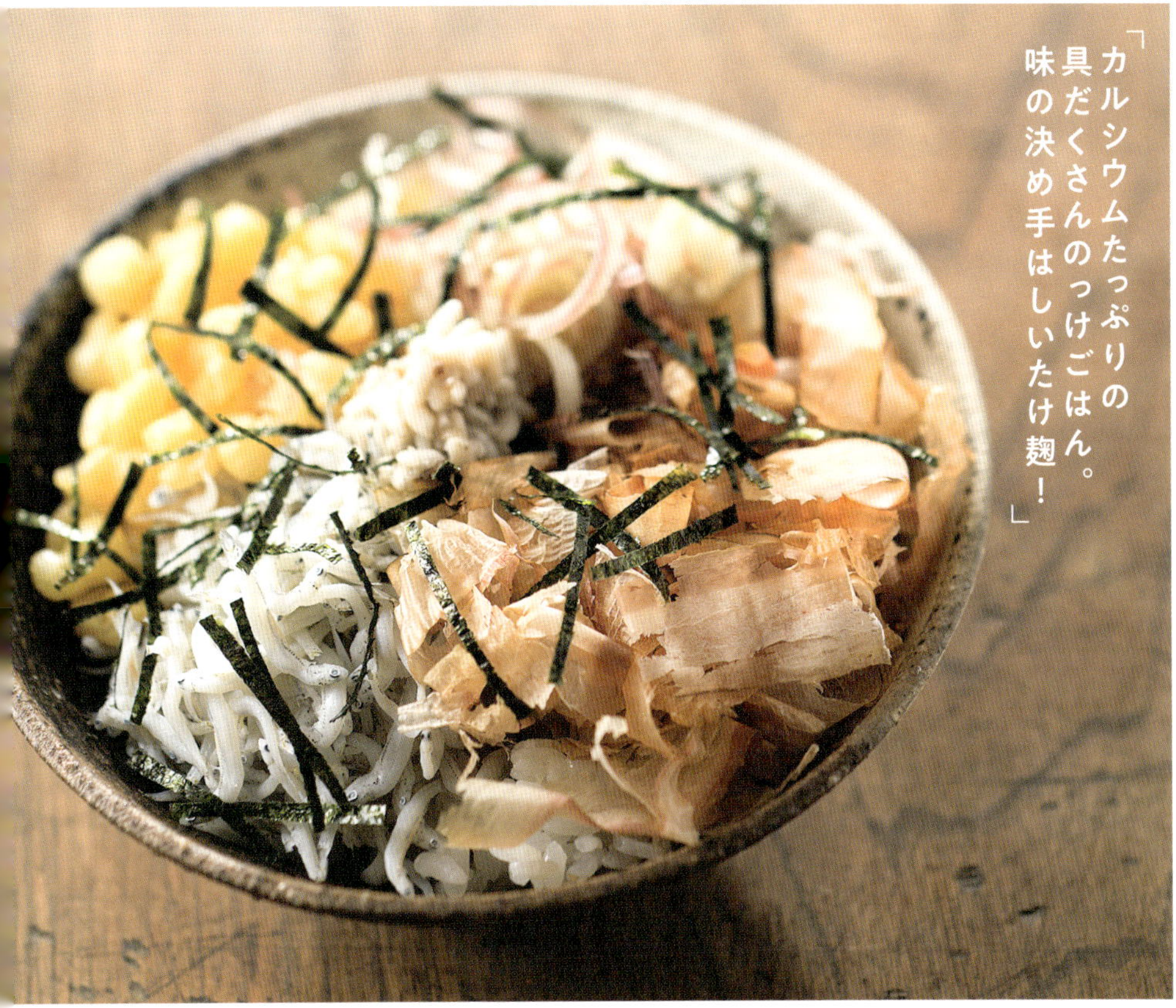
「カルシウムたっぷりの
具だくさんのっけごはん。
味の決め手はしいたけ麹！」

「やさい麹」で肉や魚介を漬け込み保存

「やさい麹」に肉や魚介などを漬け込んでおくと、味が浸透して、ほどよい塩分と飛びっきりのうま味の保存食になります。

塩分と麹の効果で、数日はおいしくいただけます。さらに冷凍保存ができるものも多いので、とても便利です。

また「やさい麹」で下味を漬けている状態で凍らせると、凍っていく過程で食材の組織が壊れ、味がしみます。

さらに解凍の段階でも、常温に戻りながら、壊れた組織に味がしみ込みます。

冷蔵や冷凍保存しておくと、何もないときや、お弁当のおかずとしても活躍します。

[おべんとう作りも簡単！]

短時間で作れる料理や冷凍保存しておいたひと品を活用して、お弁当を作れば、あっという間に完成。味も健康効果もバツグンです

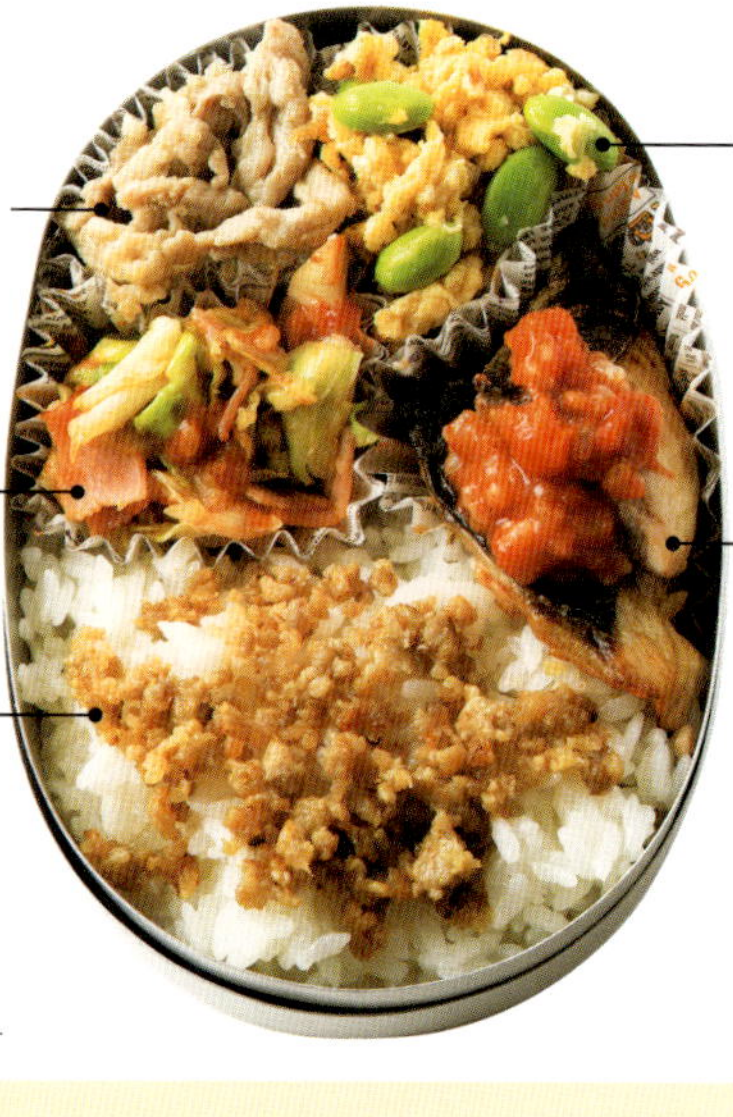

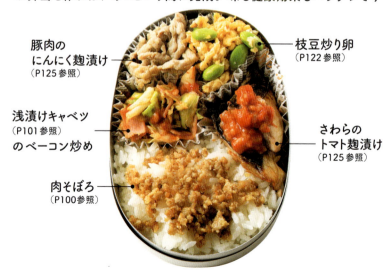

豚肉のにんにく麹漬け（P125参照）

枝豆炒り卵（P122参照）

浅漬けキャベツ（P101参照）のベーコン炒め

さわらのトマト麹漬け（P125参照）

肉そぼろ（P100参照）

[「やさい麹」で漬け調味]

鶏ハム

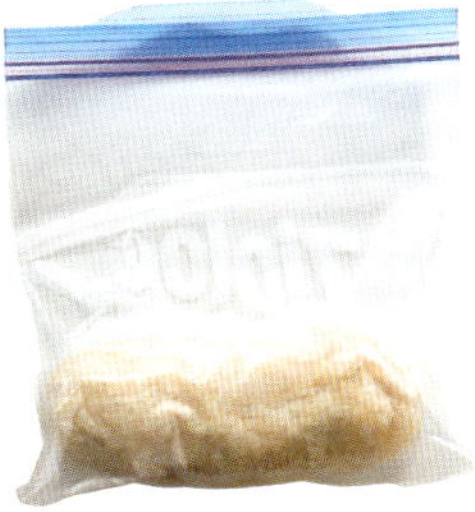

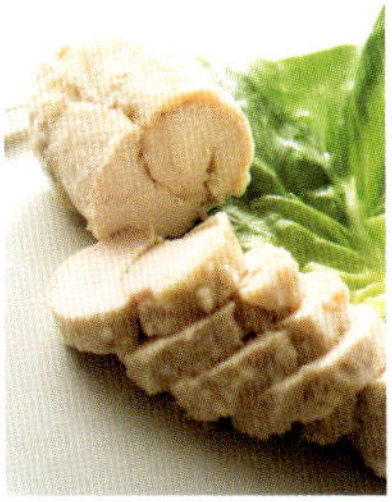

材料（作りやすい分量）

玉ねぎ麹……大さじ3
鶏むね肉……約300g

作り方

❶鶏肉は厚みのある部分に切り込みを入れて開き、玉ねぎ麹をすり込む。ポリ袋などに入れ、冷蔵庫でひと晩寝かせる。

❷❶を玉ねぎ麹ごとラップでしっかりと二重に包み、ぴったりの大きさの鍋に入れる。

❸肉が浸るくらいまで水を注いで火にかけ、煮立ってから5分くらい加熱して火を止める。ふたをして30分以上蒸らし、粗熱が取れたら冷蔵庫で冷やす。

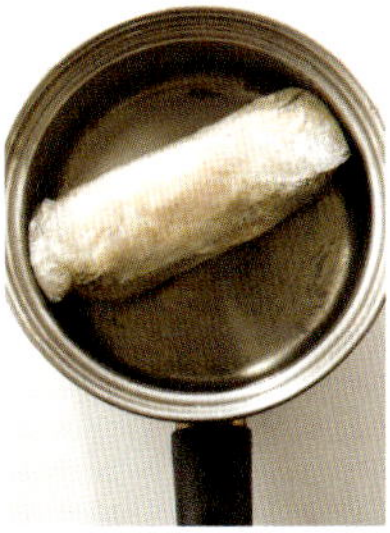

＊冷凍保存用袋に入れ、冷凍保存も可能。

[「やさい麹」で漬け冷凍]

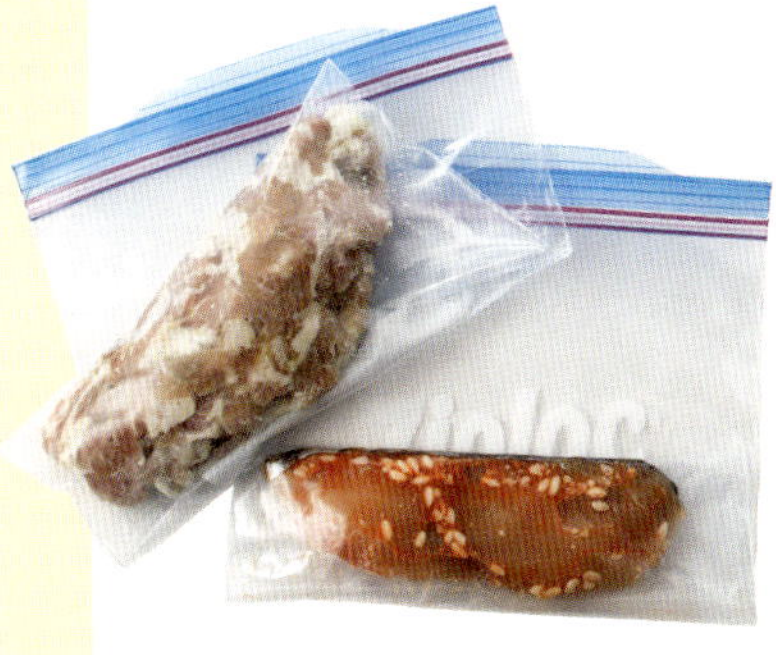

豚肉のにんにく麹漬け

（豚細切れ肉180g＋にんにく麹大さじ2）

さわらのトマト麹漬け

（さわらの切り身1切＋トマト麹大さじ1）

多めに買ったり残ったりした薄切り肉や魚の切り身などを、お好みのやさい麹で漬けて冷凍しておくと、いつでも使えて便利。

おわりに

じつは、私は10代のころから、過敏性腸症候群やホルモンバランスの乱れがあり、ずっと毎日薬を飲み続けていました。そのため、人はなぜ病気になるのか、健康とは何か、健康な体を作るにはどうしたらよいのか考えていました。

人の体は食べたものから作られる。

そこで私は、食べるものに注目し、栄養学を学び始めました。自分の体を治すために、分子整合栄養医学やゾーンダイエット、アーユルヴェーダなどを学ぶうちに、ほとんどの慢性疾患の大元には消化力の低下と、それに伴う腸の炎症、そして栄養不足があることがわかりました。10年以上にわたる栄養療法を専門とした診察経験からも、ほとんどの患者さんに腸の炎症が見られることがわかりました。

腸に炎症があると、栄養素が体にきちんと吸収されず、栄養不足となり、貧血や疲れやすいなどの症状が出てきます。さらに、アレルギーや自己免疫疾患、潰瘍性大腸炎、肥満や糖尿病などさまざまな疾患の原因になるとも考えられています。

そのため私の栄養療法はまず腸内環境を整えることから始まります。


薬に頼らず、健康を保つために、何を食べるのか。

日本を飛び出し、ニューヨークで再認識したみその魅力。そして、麹のパワー。

私自身、みそや麹など発酵食品を摂取することで、薬に頼らない体を手に入れました。日本には麹を使ったいろいろな発酵食品があります。それらは腸内環境を整えるだけではなく、発酵により食べ物を体に吸収しやすい形に変化させます。それは食べ物の種類が今の時代ほど豊かではなかった時代に、人間にとって必要な栄養素を効率良く補給するための先人たちの知恵の結晶といえるでしょう。


どんなによい食材やサプリメントを摂取しても、消化吸収できなければ意味がない。

必要な栄養素をたっぷり含む「野菜」と、先人の知恵の結晶「麹」をあわせた「やさい麹」は、現代人の弱った腸を整え、体を整える食べるくすりといえるでしょう。

日本人としての食文化を受け継ぎ、そして、私たちの健康の基礎食品として、この「やさい麹」を日々の食卓にお役立ていただけると幸いです。

予防内科医　関由佳

腸と胃を整える食べるくすり

やさい麹

発行日　2019 年 9 月 26 日　第 1 刷
発行日　2023 年 3 月 15 日　第 2 刷

著者　関由佳

本書プロジェクトチーム
編集統括　柿内尚文
編集担当　小林英史
デザイン　河南祐介、塚本望来（FANTAGRAPH）
編集協力　荒川典子（@AT-MARK）
料理制作　鈴木真帆
写真　鈴木正美、重枝龍明（studio orange）
撮影協力　幸本正美
スタイリング　@AT-MARK
校正　中山祐子
協力　株式会社 秋田今野商店

営業統括　丸山敏生
営業担当　増尾友裕、綱脇愛、桐山敦子、相澤いづみ、寺内未来子
販売促進　池田孝一郎、石井耕平、熊切絵理、菊山清佳、山口瑞穂、
吉村寿美子、矢橋寛子、遠藤真知子、森田真紀、
氏家和佳子
プロモーション　山田美恵、山口朋枝
講演・マネジメント事業　斎藤和佳、高間裕子、志水公美

編集　栗田亘、村上芳子、大住兼正、菊地貴広、山田吉之、
大西志帆、福田麻衣
メディア開発　池田剛、中山景、中村悟志、長野太介、入江翔子
管理部　八木宏之、早坂裕子、生越こずえ、本間美咲、金井昭彦
マネジメント　坂下毅
発行人　高橋克佳

発行所　株式会社アスコム

〒105-0003
東京都港区西新橋2-23-1　3東洋海事ビル
編集局　TEL：03-5425-6627
営業局　TEL：03-5425-6626　FAX：03-5425-6770

印刷・製本　株式会社光邦

Printed in Japan ISBN 978-4-7762-1055-9